外周静脉输液护士
临床工作手册

主 编

魏丽丽 程华伟 黄 霞 修 红

科学出版社

北 京

内 容 简 介

　　本书共8章,全面介绍了静脉治疗基本知识、外周静脉输液工具的应用原则,静脉留置针、中长导管技术,输血的护理、儿科静脉输液的护理、静脉输液治疗的职业与安全防护静脉治疗不良事件的应急预案等内容,重点阐述了外周穿刺部位的选择、留置针操作流程和并发症处理方法,以及临床刺激性药物使用和药物配伍禁忌、注意事项等内容。

　　本书内容详尽、新颖,临床实用性强,是临床护士及实习护士重要参考用书。

图书在版编目(CIP)数据

外周静脉输液护士临床工作手册/ 魏丽丽等主编. 一北京:科学出版社,2021.1

　ISBN 978-7-03-067939-0

　Ⅰ.①外… Ⅱ.①魏… Ⅲ.①静脉注射—输液疗法—手册 Ⅳ.①R457.2-62

中国版本图书馆CIP数据核字(2021)第007301号

責任編輯:郝文娜/責任校对:张　娟
責任印制:李　彤/封面设计:吴朝洪

科 学 出 版 社 出版

北京东黄城根北街 16 号
邮政编码:100717
http://www.sciencep.com

北京虎彩文化传播有限公司 印刷
科学出版社发行　各地新华书店经销

*

2021 年 1 月第　一　版　开本:880×1230　1/32
2023 年 5 月第二次印刷　印张:3 1/2
字数:84 700

定价:45.00 元
(如有印装质量问题,我社负责调换)

编者名单

主　　编　　魏丽丽　　程华伟　　黄　霞　　修　红

副主编　　姜文彬　　单信芝　　赵　林　　朱　华
　　　　　　司　辉　　韩　舒　　于寿莉　　王艳丽

编　　者　　（以姓氏笔画为序）

于　倩　　于　蓉　　于立敏　　于寿莉　　于珊珊
马若云　　马晓敏　　王　敬　　王文娟　　王如冰
王秀红　　王明雪　　王艳丽　　王艳艳　　毛心艾
孔　娜　　田　惠　　田　鑫　　史李菲　　代月光
司　辉　　西　丽　　毕　雯　　曲　歌　　朱　华
朱　萌　　任洪清　　任晓旭　　刘　敏　　刘　蕾
刘永恒　　刘晓敏　　江玉军　　孙　红　　孙珊珊
孙美凤　　杨梅华　　杨婷婷　　李　丽　　邴魏魏
吴　媛　　吴淑芳　　辛丽丽　　沈　霞　　张景侠
陈正昕　　陈莉莉　　陈爱文　　陈海燕　　范萌佳
金延春　　周海清　　单信芝　　屈利娟　　赵　宁
赵　林　　赵显芝　　荣山伟　　钟令美　　修　红
姜文彬　　徐文超　　徐丽妃　　徐新华　　高　站
郭　菁　　黄　霞　　黄文静　　曹姗姗　　常燕杰
崔　莉　　崔晓岭　　康　梅　　董　帅　　韩　舒
程华伟　　谢红卫　　谭莎莎　　魏丽丽　　魏　明

前　言

　　静脉输液是治疗疾病的重要手段之一，也是临床护理人员工作中必备的重要技术。时代的发展带动着理念的进步，静脉治疗技术也在不断的探索中得以改进与完善，然而发展与风险并存，在临床工作中，我们深刻体会到外周静脉输液技术应当有一个规范、全面、能够指导护士临床工作的理念与流程。经过多方讨论，我们立足本职，继往开来，以国家卫生健康委于2013年11月首次发布的《静脉治疗护理技术操作规范》（WS/T433-2013）为基础，紧跟中华护理学会静脉输液方向，融入国际输液领域新理念编写了此书。

　　本书在立足于临床静脉治疗知识与技术的同时，对静脉治疗风险的防控也做了较充分的论述。本书共8章，详细阐述了静脉治疗基础知识、外周静脉输液工具的应用原则、静脉留置针、中长导管技术、输血的护理、儿科静脉输液的护理、静脉输液治疗的职业与安全防护及静脉治疗不良事件应急预案。本书以循证护理思维为导向，多方面分层次阐述了护士在理论与临床实践中可能遇到问题与疑惑。在本书编写中，我们秉承与时俱进、开拓创新的精神，既承接传统性，又融入新理念、新知识和新方法。部分章节应用图文并茂的表述方式，既增进读者的阅读兴趣，又可方便读者查询。本书旨在协助护士的临床工作，解决静脉治疗过程中出现的实际问题，积极预防并发症的发生，在做好自我防护的同时更好地为患者提供高质量、更安全的专科护理诊疗，推动静脉输液领域向更优质更完善的目标迈进。本书的编写得到了青岛大学附属医院各级老师的鼎力支持与指导，在此表示深深的感谢！限于编者能力，书中不足之处，希望广大读者及护理同仁批评指正。

青岛大学附属医院

魏丽丽　程华伟　黄　霞　修　红

2020 年 10 月

目　　录

第1章

静脉治疗基础知识

第一节　血管的解剖

血管是体内重要的运输管道系统，主要功能是运输物质，即将消化系统吸收的营养物质和肺吸收的氧气运送到全身器官的组织和细胞，同时将组织和细胞的代谢产物及二氧化碳运送到肾、肺和皮肤，并排出体外，以保证机体新陈代谢的不断进行。此外，脉管系统对维持机体内环境理化特性的相对稳定及机体防卫功能等均有重要作用。人体的血管除经动脉—毛细血管—静脉相通连外，动脉与动脉之间、静脉与静脉之间甚至动脉与静脉之间，靠血管支（吻合支或交通支）彼此连结，形成血管吻合。血管分布模式见图 1-1。

一、外周静脉的概述及特点

（一）静脉的特点

静脉起始于毛细血管，末端终止于心房。小静脉起于毛细血管，在回心过程中逐渐汇合成中静脉、大静脉，最后注入心房。静脉管壁薄，平滑肌和弹性纤维均较少，缺乏收缩性和弹性，管腔断面较扁，静脉壁承受外加压力可使静脉管腔变窄，甚至影响静脉回流。临床上利用静脉壁受压后管腔容易改变的特点，鉴别动脉、静脉，超声波引导进行静脉穿刺就是利用这一原理寻找置管静脉，以提高非浅表静脉穿刺置管的成功率。

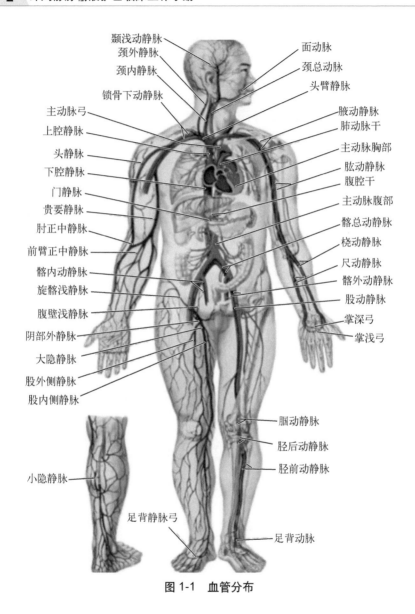

颞浅动静脉
颈外静脉
颈内静脉
锁骨下动静脉
主动脉弓
上腔静脉
头静脉
下腔静脉
门静脉
贵要静脉
肘正中静脉
前臂正中静脉
髂内动静脉
旋髂浅静脉
腹壁浅静脉
阴部外静脉
大隐静脉
股外侧静脉
股内侧静脉

面动脉
颈总动脉
头臂静脉
腋动静脉
肺动脉干
主动脉胸部
肱动静脉
腹腔干
主动脉腹部
髂总静脉
桡动静脉
尺动静脉
髂外动静脉
股动静脉
掌深弓
掌浅弓

小隐静脉
足背静脉弓

腘动静脉
胫后动静脉
胫前动静脉
足背动脉

图 1-1　血管分布

（二）如何区分深静脉和浅静脉

深静脉位于深筋膜深面与动脉伴行，故称伴行静脉。浅静脉位于皮下筋膜内，又称皮下静脉。浅静脉数目多，不与动脉伴行，有各自的名称和引流范围，但最终均注入深静脉，从而进入血液循环。

（三）静脉瓣的功能

静脉瓣为两个半月形薄片，彼此相对，根部与静脉内膜相连，其游离缘朝向血流方向，是防止血液逆流的重要结构，在血流回流心脏的过程中起着一定的促进作用。人体中凡受重力影响较大、血液回流比较困难的部位，静脉瓣就多，如四肢，尤其是下肢静脉，瓣膜最多；反之，则完全无瓣膜或瓣膜甚少，如头颈部和胸部的静脉大多数无静脉瓣，腹腔内大静脉，如肝门静脉及下腔静脉也无静脉瓣，它可因腹压高低而影响静脉血液回流（图 1-2）。

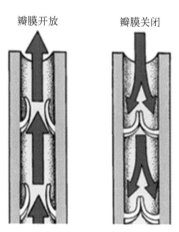

图 1-2　静脉瓣的功能

（四）血管壁的结构组成

动脉和静脉的结构基本相同，都有三层结构，由内向外分别称为血管的内膜、中膜及外膜。每一层由不同的物质组成，承担着不同的作用。动脉的管壁较厚，静脉的管壁较薄（图 1-3）。

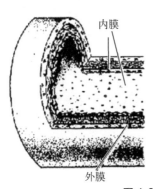
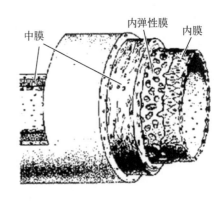

图 1-3　血管壁的结构组成

1. 血管的内膜　为血管的最内层，由单层内皮细胞、基质膜组成。内膜非常光滑，血液能在血管内畅通无阻的流动，它能分泌肝素及前列腺素，起到抗凝作用。血管的内膜很容易受损，当血管内膜受损时，可导致静脉炎或血栓形成。

2. 血管的中膜　为血管壁的主要组成部分，由弹性蛋白、胶原、平滑肌纤维组成，它的作用是维持血管壁的张力，有收缩、舒张的功能。

3. 血管的外膜　为血管最外一层，它由弹性纤维和疏松组织组成，它的主要作用是支持和保护血管。

（五）外周静脉输液部位选择应注意的问题

上肢的浅静脉有头静脉、贵要静脉、肘正中静脉、手背静脉网。前臂的头静脉、贵要静脉、肘正中静脉为短导管（静脉留置针）留置的部位，可输注渗透压小于 600mOsm/L 及 pH 为 5～9 的药液，留置时间一般为 72～96 小时。手背静脉网多用于钢针穿刺进行静脉治疗，可输注接近身体正常血浆渗透压及正常 pH 的药液，使用钢针输液治疗应少于 4 小时(图 1-4)。

（六）主要外周静脉解剖及特点

1. 头静脉的解剖及特点　头静脉起始于手背静脉网的桡侧，

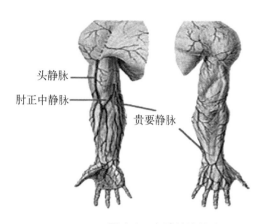

图 1-4　上肢的浅静脉

沿前臂桡侧皮下上行，至肘部通过肘正中静脉与贵要静脉交通，再沿肱二头肌外侧上行，经三角胸大肌沟，穿深筋膜注入锁骨下静脉或腋静脉。收纳手和前臂桡侧掌面和背面的浅静脉血液。

　　头静脉的特点是先粗后细、侧支多、静脉瓣多，在头静脉汇入腋静脉处常有静脉瓣，静脉血栓高发，比贵要静脉血栓发生率高57%；另外，在汇入腋静脉处与腋静脉夹角几乎成90°。头静脉可用于静脉采血、留置短导管进行静脉治疗。

　　2.贵要静脉的解剖及特点　贵要静脉起始于手背静脉网的尺侧，上行逐渐转至前臂的掌侧面，在肘窝处通过肘正中静脉与头静脉相交通，贵要静脉主干则沿肱二头肌内侧缘继续上行，穿深筋膜后注入腋静脉。贵要静脉深面是肱二头肌腱膜，此腱膜将贵要静脉与肱动脉、正中神经隔开，贵要静脉可跨过前臂内侧皮神经，前臂内侧皮神经亦可跨过贵要静脉。贵要静脉收集手和前臂尺侧浅静脉的血液。在前臂有 4～8 个瓣膜。

　　贵要静脉具有粗、直、分支少和静脉瓣相对较少等特点，上臂外展时是贵要静脉汇入上腔静脉最近的途径。

　　3.肘正中静脉的解剖及特点　肘正中静脉位于肘窝前方皮

下，连于贵要静脉与头静脉之间，解剖结构变异多。常见起于头静脉，斜向内上方；连接于贵要静脉者占54.9%，呈N形或分叉状；两支分别连于贵要静脉和头静脉，向下合成前臂正中静脉者占30.6%，呈M形。肘正中静脉内有瓣膜者占74.8%，多为1～2个。肘正中静脉为上肢最大的浅静脉，是临床取血、输液常用的浅静脉。

4.肱静脉的解剖及特点 肱动脉和两条伴行的肱静脉，在肱二头肌与旋前圆肌之间（相当于肘部尺侧肘横纹上、下各约2.5cm处），上面有肱二头肌腱膜覆盖，该处相对表浅。肱静脉为深静脉，多数与贵要静脉汇合，最后汇入腋静脉。

5.腋静脉的解剖及特点 腋静脉多为贵要静脉延续而成，从大圆肌下缘起，至第1肋外缘止，止点相当于前斜角肌，在第1肋附着点的前方。在肩胛下肌附近，肱静脉汇入腋静脉，而在腋静脉的近侧端又有头静脉汇入，其他属支伴随腋动脉的分支。新生儿和儿童静脉输液治疗可选此静脉进行短导管置管。

二、为何成人患者要避免在下肢静脉开放输液治疗通路

由于大隐静脉常处于闭合状态、静脉瓣多、血液回流比较困难，经此静脉输注刺激性药物时，因药物在静脉血管局部停留时间相对较长，易损害血管的内膜，引起药物外渗而导致局部组织损伤、静脉血栓形成和血栓性静脉炎。因此，美国输液护士学会（INS）指南建议成人患者避免在下肢开放静脉输液通路。

三、为什么避免选择腕部区域血管进行静脉输液穿刺

2011版INS指南指出，应避免在距腕关节4～5in(10～13cm)处的血管进行穿刺，此处有可能损伤神经。对成人和儿童患者都

应避免在腕关节处的血管穿刺置管，因在此处静脉穿刺或静脉置管疼痛明显且易损伤桡神经，影响手指的运动。

四、小儿静脉输液治疗常选择的头部静脉有哪些

小儿输液治疗常选择的头部静脉有额静脉、颞浅静脉、耳后静脉。头部静脉表浅容易穿刺及固定，但慎用头部静脉输注刺激性药物，以防药物外渗损伤头皮及毛囊。

（荣山伟　陈爱文　任晓旭）

第二节　临床常用刺激性药物目录及常用药物的 pH、渗透压

药品名称	渗透浓度	pH
复方氨基酸注射液 18AA-Ⅱ（乐凡命）	810mOsm/kg（8.5%）	5.6
复方氨基酸注射液（20AA）（安平）	875mOsm/L	未注
复方氨基酸注射液（15AA）	未注	未注
复方氨基酸注射液（9AA）	未注	未注
小儿复方氨基酸（18AA-Ⅰ）（爱咪特）	619mOsm/L	5.5～7.0
丙氨酰谷氨酰胺注射液（力太）	921mOsm/L（不可直接输注）	5.4～6.0
脂肪乳注射液(C14～24)（英脱利匹特）	350mOsm/kg（20%）；310 mOsm/kg（30%）	8
中长链脂肪乳注射液（C6～24）（力能）	272mOsm/kg（10%）；273 mOsm/kg（20%）	6.5～8.8
中长链脂肪乳注射液（C8～24）（力保肪宁）	380mOsm/L	6.5～8.5

续表

药品名称	渗透浓度	pH
ω-3 鱼油脂肪乳注射液（尤文）	273mOsm/L	7.5～8.7
50% 葡萄糖注射液	2526mOsm/L	3.2～5.5
右旋糖酐	2000mOsm/L	3.5～6.5
TPN	1400mOsm/L	5.6
5% 碳酸氢钠	1190mOsm/L	7.5～8.5
20% 甘露醇	1098mOsm/L	4.5～6.5
静脉营养液	＞ 800mOsm/L	5.3～6.3
氯化钾	800mOsm/L	5
5- 氟尿嘧啶	650mOsm/L	8.4～9.2
长春新碱	610mOsm/L	4.0～5.5
甲氧西林	510mOsm/L	6～8.5
苯唑西林	398mOsm/L	6～8.5
新霉素Ⅲ	361～398mOsm/L	6～8.5
氨苄西林	328～372mOsm/L	8～10
环磷酰胺	352mOsm/L	4.5～6.5
氨茶碱	349mOsm/L	3.5～5.5
头孢呋辛	270～330mOsm/L	6.0～8.5
头孢他啶	240mOsm/L	6.0～8.0

（魏　明　曲　歌）

第三节　药物的配伍禁忌

一、药物配伍禁忌的定义

药物配伍禁忌是指药物在进入人体前所发生的物理或化学反应，使药性发生变化。它发生在药物添加到静脉输液（或注射）

的容器中混合时，包括沉淀、结晶、变色及药物与容器的相互作用，导致药物的生物利用度下降和药效降低。

二、药物的物理及化学配伍变化的特点

1. 药物物理的配伍变化指药物的溶解度改变导致药物析出。

2. 药物化学的配伍变化指药物溶液颜色的改变，混浊或沉淀（pH 的改变），药物分解破坏，效价降低。

三、药物体外相互作用的具体体现

1. 静脉注射的非解离性药物，例如葡萄糖等，较少与其他药物产生配伍禁忌，但应注意其溶液的 pH。

2. 无机离子中的钙离子和镁离子常易形成难溶性沉淀，不能与生物碱配伍。

3. 阴离子型有机化合物，如生物碱类、拟肾上腺素类、盐基抗生素类，其游离基溶解度较小，如与 pH 高的溶液或具有大缓冲容量的弱碱性溶液配伍时可能产生沉淀。

4. 阴离子型有机化合物与阳离子型有机化合物的溶液配伍时，也可能出现沉淀。

5. 两种高分子化合物配伍可形成不溶性化合物，常见的有抗生素、水解蛋白、胰岛素、肝素等。

6. 某些抗生素（青霉素、红霉素类等），应注意溶媒的 pH。溶媒的 pH 应与抗生素的稳定 pH 相近，差距越大，分解失效越快。

7. 药物与容器相互作用（输液器、注射器吸附某些药物如地西泮、硝酸甘油、胰岛素、异山梨醇）。

8. 药物相互作用引起沉淀或析出结晶，酸性药物与碱性药物混合后，极易发生沉淀反应，引起药物效价降低或失效（维生素 C 注射液在 pH 6 以上易被氧化失效）。

四、药物配伍禁忌分类

按照药物配伍禁忌的性质，可分为以下 3 类。

1. 物理性配伍禁忌　药物配伍在一起时，由于物理性质的改变而发生分离、沉淀、液化或潮解等变化，从而影响疗效。

2. 化学性配伍禁忌　药物配伍在一起时，发生分解、中和、沉淀或生成毒物等化学变化。

3. 药理性配伍禁忌　亦称疗效性配伍禁忌，是指处方中某些药物成分之间的药理作用存在着拮抗，从而降低治疗效果或产生严重的副作用及毒性，如青霉素与四环素类、磺胺类合并用药是药理性配伍禁忌的典型事例。

五、临床应用药物时应注意哪些配伍问题

配制药液时溶媒选择不合适而产生盐析现象；溶媒 pH 的原因影响药物的效价；溶媒的量过少，遇温度低或局部浓度过大容易析出结晶；药物与药物配伍不当产生混浊；生物制品出现絮状物；药物疗效变化、pH 变化均可产生药物的不良反应。

（金延春　陈正昕）

第四节　特殊静脉用药配制及使用注意事项

一、多巴胺及多巴酚丁胺配制

例如：多巴胺及多巴酚丁胺的计算方法。

运用常数 3× 患者体重 = 毫克（mg），算出毫克数加生理盐水或 5% 葡萄糖至 50ml，得出每毫升每千克体重含 1mg 多巴胺或多巴酚丁胺。例如，50kg 的患者，需要输入 5μg/(kg·min)

的多巴胺或多巴酚丁胺。

　　配制方案：3×50=150mg，将 150mg 多巴胺或多巴酚丁胺加生理盐水至 50ml，每小时输入 5ml 配制好的多巴胺或多巴酚丁胺，即输入 5μg/（kg·min）的多巴胺或多巴酚丁胺。

二、其他血管活性药物配制

　　血管活性药物如硝酸甘油、单硝酸异山梨酯等药物的简单快速计算方法。

　　药物每分钟输注的微克数 / 药物每支的克数 ×3 即为每小时输注的毫升数，药物加液体至 50ml，如硝酸甘油每分钟输注 10μg，每支硝酸甘油 5mg，每小时输注 6ml 即可。

　　这种方法便于根据血压情况随时调整硝酸甘油用量。此公式也适合于单硝酸异山梨酯、硝普钠的计算。

　　例如：硝酸甘油、硝普钠、酚妥拉明计算方法。

　　运用常数 0.3× 患者体重 = 毫克（mg），算出的毫克数加生理盐水或 5% 葡萄糖至 50ml，得出每毫升每千克体重含 0.1μg 硝酸甘油（或硝普钠、酚妥拉明）。

　　60kg 患者，需输入 0.5μg/（kg·min）的硝普钠。配制方法为 0.3×60=18mg，将 18mg 硝普钠加生理盐水至 50ml，每小时输入 5ml 配制好的硝普钠，即输入 0.5μg/（kg·min）的硝普钠，以此类推。

（孔　娜　田　鑫）

第 2 章

外周静脉输液工具的应用原则

　　输液在护士诊疗工作中看似简单，却有着举足轻重的作用。有报道显示，90%以上的住院患者需要接受静脉输液治疗。外周静脉输液工具有头皮钢针、留置针、中长导管等，临床上合理选择静脉输液工具能降低输液相关并发症的发生率，提高患者治疗的耐受性，尤其是肿瘤患者，可能直接影响其生存质量和疾病预后。输液在给患者解除病痛的同时，却也带来了一些风险，因此为患者选择安全、有效、合理的输液工具至关重要。

第一节　静脉输液导管的选择

　　2016 年美国 INS 输液治疗实践标准提出：正确使用输液工具标准是在满足治疗需要的前提下，以留置最细、最短、最少腔的管道为最佳。同时考虑患者年龄、静脉局部条件、输液的目的和种类、治疗时限及患者的活动需要。

一、评　　估

　　护士应根据治疗方案、预期治疗时间、血管特性、患者年龄、合并症、输液治疗史、患者对血管通路装置（VAD）位置偏好，以及护理能力和可用资源，选择适宜患者需要的血管通路装置（外周或中心），进行多方位评估。

　　1. 穿刺危险性评估。

　　2. 免疫力、皮肤完整、穿刺点。

3. 患者条件评估：费用承受能力，护理及日常维护费用，并发症（可能）导致的费用。

二、选 择

1. 在满足治疗方案的前提下，选择管径最细、内腔最少、创伤性最小的导管装置。穿刺感染危险性：多腔导管＞单腔导管。

2. 指定血管通路治疗计划时应考虑外周静脉的保护。

3. 所有导管在 X 线下均为不透性，以便导管意外脱落入体内后的找寻和取出。

4. 选择安全设计装置并持续使用。

自 2014 年 5 月 1 日正式实施 WS/T 433—2013《静脉治疗护理技术操作规范》之后，钢针使用率明显下降，与美国"钢针零容忍"的输液理念较为接近。

（黄文静　于珊珊）

第二节　外周静脉输液工具的优、缺点及其应用

一、外周静脉输液工具的优、缺点

输液工具	优点	缺点
静脉导管	操作简单，容易穿刺	活动受限；高渗透率，不能保留；重复穿刺的痛苦
外周静脉短导管	1. 留置部位选择性多 2. 操作相对简单，且便宜 3. 保护血管 4. 有的留置针为多个接头，可以为患者提供多条有效的治疗通道 5. 减轻护理人员静脉穿刺方面的工作负担	1. 对输液的种类及输液的浓度等都会有所限制 2. 有时会因长时间的留置，形成静脉血栓 3. 每次输液结束后，需要封管

续表

输液工具	优点	缺点
外周静脉中长导管	1. 使用范围广：适用于所有外周浅静脉导管允许输注的药物和液体 2. 能保证一定的输液速度且静脉炎发生率低于外周静脉导管 3. 减轻反复穿刺给患者造成的痛苦 4. 能进行居家静脉治疗	1. 由于导管尖端的位置不会超过腋静脉，持续输注10% 以上葡萄糖溶液、发疱剂或腐蚀性药物不能使用，以避免发生外渗 2. 有操作资质的护理人员目前没有普及 3. 机械性静脉炎是常发生的并发症

二、外周静脉输液工具的应用

输液工具	适应范围	避免使用范围
静脉导管	1. 只用于为血管细的患者单次采集血标本 2. 只可用于单剂量给药 3. 连续输液不超过 4 小时	1. 静脉推注或滴注刺激性药物、发疱剂、肠外营养、pH 低于 5 或高于 9 的液体或药物，以及渗透压大于 600mOsm/L 2. 避免使用下肢血管进行穿刺
外周静脉短导管	1. 预期治疗时间少于 6 天，间歇性、连续性或每日静脉输液治疗 2. 非刺激性药物输注 3. 溶液处于或接近等渗状态，溶液处于或接近正常 pH 范围，刺激性药物：仅为间歇性推注 4. 留置时间＜ 72 小时	静脉推注或输注持续性刺激药物、发疱剂、肠外营养液、pH 低于 5 或高于 9 的液体或药物，以及渗透压大于 600mOsm/L

续表

输液工具	适应范围	避免使用范围
外周静脉中长导管	1. 留置时间长达 1 年 2. 刺激性药物 / 溶液持续或间歇滴注	上腔静脉综合征患者、乳腺癌患者术后的患侧手臂、有严重出血性疾病者、已知或怀疑有全身感染或感染原者

（赵显芝　王　敬）

第三节　穿刺部位的选择

2016 年美国 INS 输液治疗实践标准指出：外周静脉穿刺位置以前臂为主，预穿刺点选择在肘下两横指处。在前臂位置可以增加留置时间，减少留置期间疼痛，有助于护理并防止意外脱离和血栓。如果进针位置偏下，血管相对较细，易引起血液回流受阻或导管与血管发生摩擦而引起一系列并发症；如果进针位置过上，易损伤淋巴系统或神经系统。此外，下肢静脉瓣较多，容易导致组织损伤、血栓性静脉炎和溃疡，不宜作为穿刺点。

一、选择血管应遵循的原则

1. 根据相应穿刺工具选择静脉。

2. 满足输液治疗速度。

3. 留置期间，有丰富的血液回流。

不同部位血管的血液回流量参考如下。

（1）手背及前臂静脉：1 ～ 95ml/min。

（2）肘部及上臂静脉：100 ～ 300ml/min。

（3）锁骨下静脉：1 ～ 1.5L/min。

（4）上腔静脉：2 ～ 2.5L/min。

4. 柔软、粗直、富有弹性、充盈良好。

5. 所选择血管局部皮肤完整、有弹性。

二、具体应如何选择血管

1. 根据患者的年龄、神志、体位、病情、病程长短、溶液种类、输液量、输液时间、静脉情况来选择静脉。如婴儿多采用头皮静脉，易固定；成人多选用手背静脉、前臂头静脉、贵要静脉或肘正中静脉；急需输液时多采用肘部静脉。

2. 静脉输液其穿刺部位宜选择手背、前臂静脉，成年人不建议在下肢穿刺输液。

3. 长期静脉输液者、老年人、儿童、消瘦、血管条件差的患者，需要有计划地选择和保护大血管，使长期输液受损的血管得以恢复，遵循"由小到大、由远心端到近心端"的使用原则，使得穿刺范围更加广泛。

4. 有周围循环衰竭、四肢静脉不易穿刺者，采用颈外静脉、锁骨下静脉、大隐静脉等留置导管。

三、不同年龄阶段的穿刺部位

穿刺人群	首选部位	其他部位	避免部位
成人患者	前臂静脉	上肢背侧面及内侧面的静脉，包括掌背静脉、头静脉、贵要静脉和正中静脉	1. 下肢静脉 2. 避免选择手腕内侧面 3. 避免屈曲位和触诊时有疼痛的部位
儿童患者	前臂静脉	1. 手部、腋窝及以下的上臂部位 2. 不走路时可以选足部静脉	1. 不宜首选头皮静脉 2. 避免手或手指及吸吮的拇指、手指 3. 避免失败率较高的肘前区域

(常燕杰　徐丽妃)

第四节 敷料的应用原则

2016 年美国 INS 输液治疗实践标准指出：应使用无菌敷料持续地覆盖在输液工具上。对一些比较使用透明敷料和纱布敷料的导管相关血流感染率的研究进行荟萃分析，两组导管相关性血流感染的危险度没有差异，敷料的选择可以根据置管部位情况和置管者习惯。

一、敷料选择

1. 无菌透明敷料。

2. 选用无菌纱布敷料。

3. 聚亚安酯膜敷料（TSM）。

由于透明敷料具有透明、透气、便于观察、粘贴牢固等优点，并且更换频率比纱布敷料低，节省工作人员的时间，成为一种最普遍的方法，但如果置管部位渗血，那么纱布敷料应该成为首选。不可使用有弹性或无弹性的卷绷带。

二、敷料更换频次

1. 纱布敷料常规 48 小时更换一次。

2. TSM 至少 5～7 天更换一次，若纱布敷料与 TSM 一起使用，每 48 小时更换一次。

3. 出现卷边、出血、污染等情况时随时更换。

三、敷料更换步骤

1. **更换** 更换敷料时，先洗手，由导管远心端向近心端除去无菌透明敷料，手消毒，戴无菌手套，以穿刺点为中心消毒，先用乙醇清洁，待干后，再用碘伏消毒 3 遍，或选择取得国务院卫生行政部门卫生许可批准的消毒剂进行消毒。消毒方向：

顺时针—逆时针—顺时针，消毒面积大于敷料面积。

2. *待干*　不可为了促进消毒区干燥而进行扇风或吹风等操作，以免污染消毒区。

3. *更换*　透明敷料无张力粘贴固定，注明更换敷料的日期、时间、置管深度和操作者，更换敷料后，需再次进行二次固定。

4. *记录*　记录导管刻度、贴膜更换时间、置管时间。

（于　蓉　刘永恒）

第五节　冲封管的应用原则

一、冲封管的定义

（一）冲管

用等渗盐水将导管内残留的药物冲入血管，避免刺激局部血管，并减少药物之间的配伍禁忌，应用于输注两种药物之间或封管前。

（二）封管

保持静脉输液通路畅通，通常使用预充有 0.9% 氯化钠溶液的导管冲洗器，脉冲式正压封管，用于输液后。

二、冲　　管

（一）冲管液的选择

不含防腐剂的 0.9% 氯化钠溶液。

（二）冲管的方法

在注射器内保留少量（0.5 ～ 1ml）冲管液。

三、封　　管

（一）封管液的选择

不含防腐剂的 0.9% 氯化钠溶液或 0 ～ 10U 稀释肝素液。

1.等渗生理盐水　持续 6 ～ 8 小时。

2.稀释肝素封管液　外周静脉 10U/ml，持续 12 小时左右。

（二）封管的方法

脉冲式正压冲管，即推 0.2ml 停 1 秒，直至注射器内剩余少量的（0.5 ～ 1ml）冲管液，使冲管液产生正负压形成涡流，同时边推封管液边退针，让封管液充满整个管腔，使套管内保持正压，在推注封管液的同时需关闭小开关，再拔出针头，可确保小开关至针尖部维持正压，即双重正压封管。

四、冲封管频次

1.每次使用外周静脉短导管前应冲管。

2.每次使用外周静脉短导管完毕后应立即冲管、封管。

3.对于不进行间歇式输液的外周静脉短导管，可考虑每 24 小时封管一次。

五、冲封管容器

首选预充式导管冲洗器或单支小剂量，封管量 = 导管容积 + 外接器具容积 ×2。留置针使用 5ml，中长导管建议使用 10ml 及 10ml 以上管径的注射器进行冲封管。每次治疗后肝素帽须正压封管，以防远端回血。用三通时也须边推肝素盐水边关开关，开关一定得关闭，避免回血导致堵塞。

（于寿莉　李　丽）

第六节　导管拔除的原则

一、拔管时间

留置针一般留置 72 小时，最长不超过 96 小时。如果完全评估导管功能良好，并与患者或其家属做好沟通后方可适当延长使用时间，但要加强巡视及评估并做好记录。

二、拔 管 指 征

1. 导管被怀疑受到污染。

2. 有系统性并发症（如血流感染）。

3. 无论有无触诊，患者自觉任何程度的疼痛或压痛。

4. 颜色的改变（发红或发白）。

5. 皮温的改变。

6. 水肿、硬结、渗液或脓液。

7. 堵管或回血。

8. 结束治疗时应立即拔除。

9. 在不能保证遵守无菌技术的情况下（如紧急插管），应在 48 小时内尽快拔除或更换中心导管。

2016 年美国 INS 输液治疗实践标准指出：静脉导管拔除后应检查导管的完整性。

（孙珊珊　王艳艳）

第 3 章

静脉留置针

第一节 静脉留置针置管操作流程

一、准 备

1. 护士仪表、着装符合礼仪规范，洗手、戴口罩。

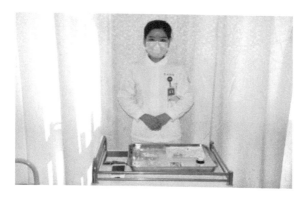

2. 双人核对医嘱执行单、药液。

3. 用物准备齐全，安全有效。

治疗车上层：执行单，治疗盘内放置安尔碘、棉签、一次性输液器 2 套、头皮针 2 支、安全型静脉留置针 2 支、透明敷贴 2 贴、药液、盐酸肾上腺素 1 支、2ml 注射器 1 支、胶布。

治疗车下层：弯盘、止血带、网套、速干手消毒剂、锐器盒、医疗垃圾桶、生活垃圾桶。

二、核对、解释、评估

1. 备齐用物携至床旁，核对患者，询问患者姓名，查看床头牌、手腕带与执行单是否一致。

2. 穿刺前评估：①输液工具选择。②操作前健康教育：向患者解释药物性质，使用留置针可以有效降低药物渗出的概率，使用留置针可以保护血管并提升患者输液时的舒适度，有效保证合理用药时间，减少穿刺次数。③选择穿刺部位和血管，选择合适的留置针型号。④环境评估：安静、清洁、舒适。⑤询问有无过敏史，是否大小便。

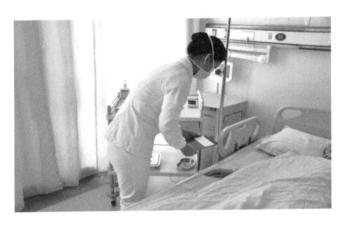

三、操 作 过 程

1. 协助患者取舒适卧位，将弯盘置于治疗车上层，备胶布。

2. 再次核对药液质量、消毒瓶塞，挂于输液架上。

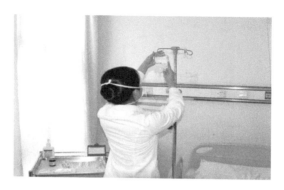

3. 检查并打开输液器，将输液器插入液体袋内至根部。

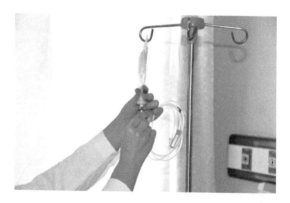

4. 排气一次成功（首次排气以液体不流出头皮针为原则），对光检查输液器内有无气泡。

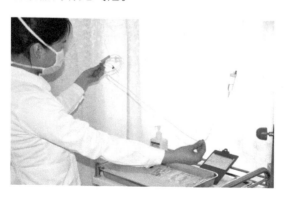

5. 将输液器挂于输液架上。

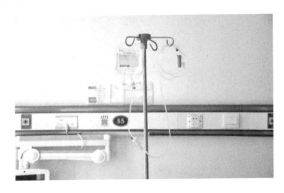

6. 选择穿刺部位和血管穿刺部位评估，首选前臂／手背静脉，粗直、弹性好、血流丰富的血管，避开关节和静脉瓣的血管，成人避开下肢，婴儿避开头部。

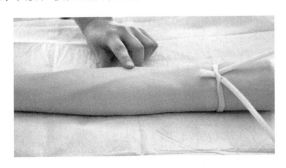

7. 消毒注射部位，用安尔碘消毒两遍（顺时针、逆时针各一遍）。

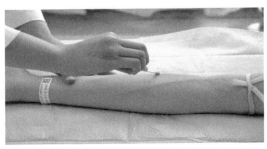

8.消毒液待干期间，打开无菌透明敷料外包装放置床边／治疗盘备用，选择留置针和输液器连接留置针排气（满足患者输液治疗需要的前提下，选择管腔最少，最小型号、最短的留置针，全部打开包装，手持针翼取出留置针；排气至延长管内，禁止排气至导管内，如果排气至导管内不能马上进行穿刺，长时间等待后，导管会在温、湿度作用下软化，穿刺时导管皱缩，进针困难，导致穿刺失败）。

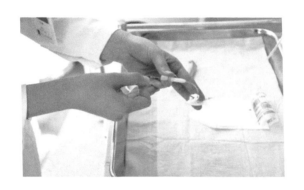

9.扎止血带，在进针点上方 10～15cm 处，松紧度适宜，放入 2 横指，时间不超过 2 分钟（止血带过紧或松，以及时间过长易导致穿刺失败）。

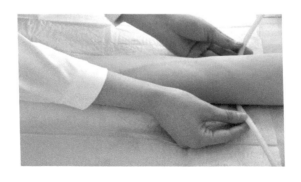

10.除去护针帽，松动针芯（穿刺前左右松动针芯）。

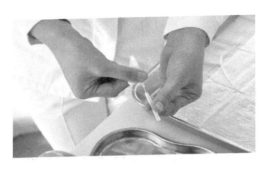

11. 再次核对患者姓名、执行单及药液。

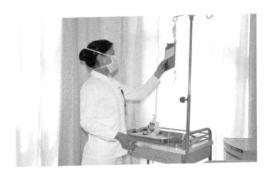

12. 左手绷紧皮肤，右手持针，穿刺点在消毒范围 1/2 或 1/3 处，以 15°～30°进针，见回血后降低角度 5°～10°再进针 0.2cm，保证导管和针芯均在血管中，进针速度宜慢。

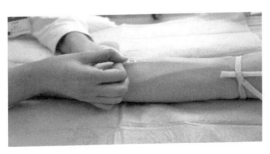

13. 左手持导管座，右手持针翼 / 针翼座末端将针芯后撤 2～3mm，将针尖退入导管内，避免在送管的过程中损伤血管

（若后撤过多，可能造成导管损伤）。穿刺过程中，已撤出的部分针芯不能再重新插入，否则会损坏导管。

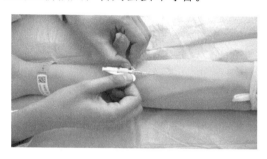

14. 一只手绷紧皮肤，另一只手持导管座及针翼，将导管及针芯一起全部送入血管。

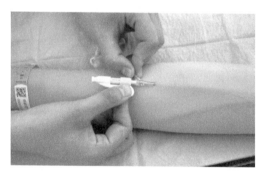

15. 拔除针芯。

16. 松拳、松止血带、打开输液调节器，适量滴速不可过快。

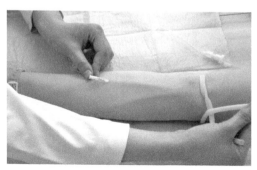

17. 无菌透明敷贴无张力贴膜固定，塑型，时间贴记录穿刺者姓名（姓名首字母）、穿刺日期和时间。

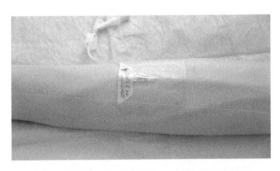

18. 延长管 U 形固定，高举平台法固定连接座。

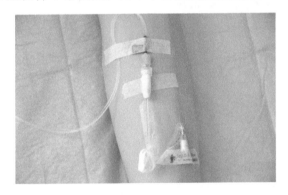

19. 手消毒。

20. 再次核对患者姓名、执行单及药液，执行单签名。

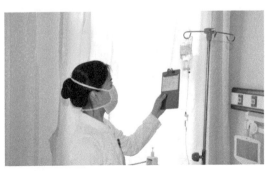

21. 整理床铺，使患者卧位舒适，向患者交代注意事项。

（1）使用留置针进行输液和输液结束后，患者可进行适当的运动，但避免剧烈运动，如打球、提重物等。

（2）输液结束时，进行导管维护，确保导管通畅，留置期间延长管出现少许淡红色液体是正常的。

（3）如有深色回血至延长管，立即上举手臂使延长管高于穿刺点，或及时通知护士。

（4）如患者需要淋浴，可在留置针外面包裹一层保鲜膜，防止进水。但不可将留有导管的部位长时间浸在水中。

（5）贴膜如有潮湿卷边破损，应及时通知护士更换。

（6）如穿刺点渗血或发红，应及时通知护士。

四、操　作　后

用物处理正确；洗手，记录。

（程华伟　周海清　马若云　钟令美）

第二节　静脉留置针冲封管操作流程

一、准　　备

1. 护士仪表、着装符合礼仪规范，洗手、戴口罩。

2. 核对医嘱执行单，检查冲洗器内的药液并口述：液体澄清、无混浊、无沉淀。

3. 备齐用物，用物放置合理、有序，依次检查所备物品，保证安全有效。

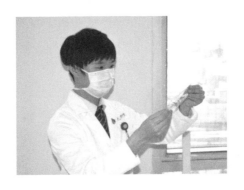

治疗车上层：执行单，注射盘内放置安尔碘、棉签、预充式导管冲洗器 2 个。

治疗车下层：弯盘、速干手消毒剂、锐器盒、医疗垃圾袋、生活垃圾袋。

二、操 作 前

1. 备齐用物携至床旁，核对患者，询问患者姓名，查看床头牌、手腕带与执行单是否一致，并解释冲封管的目的、方法及配合要点。

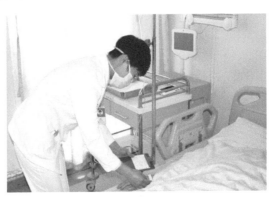

2. 评估：评估液体输注情况，检查留置针日期及有无外渗；评估环境整洁、光线明亮。

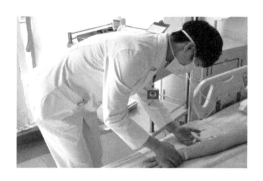

三、操　作　中

1. 再次检查并核对冲洗器的有效日期，撕开外包装，取出冲洗器。

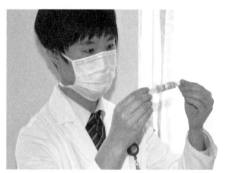

2. 向上推动芯杆，听到或感觉到"咔嗒"声后即停止；安全卡环启动。

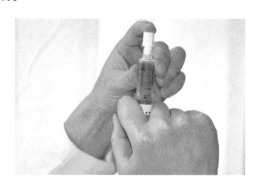

3. 拧开预充式冲洗器上的锥帽，手持冲洗器垂直排气。

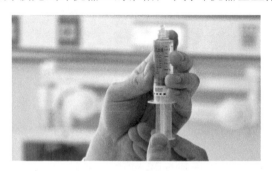

4. 关闭输液器开关，去除固定头皮针胶布，将冲洗器与输液接头或头皮针连接。

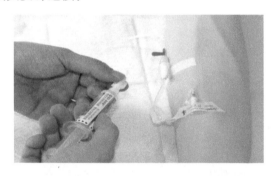

5. 右手示指与中指夹住冲洗器，将冲洗器针栓顶部置于右手大鱼际处，手心向上，脉冲式冲管；后撤钢针，仅留针尖斜面在肝素帽内脉冲式冲管至少 3ml。

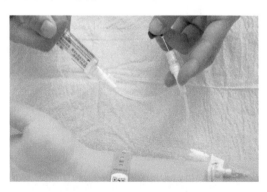

6.肝素帽 / 负压接头 / 平衡压接头封管手法：先夹小夹子，再边缓慢推注药液边移除注射器。正压接头封管手法：先移除注射器再夹小夹子。

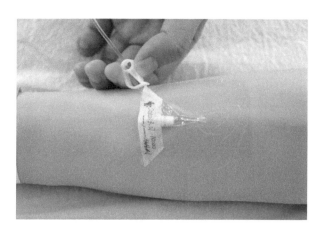

7.手消毒，再次核对并交代注意事项；协助患者取合适卧位，整理床单位。

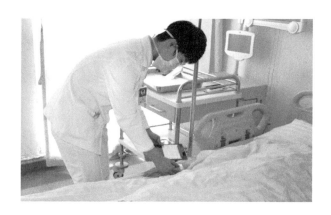

四、操 作 后

正确处理用物，洗手，记录。

（赵　林　任洪清　范萌佳）

第三节 静脉留置针常见并发症的预防及处理

一、静脉炎

(一) 症状

穿刺部位血管红、肿、热、痛,可触及痛性索状硬条或串珠样结节。

(二) 预防

护理人员严格遵守无菌操作原则;选择洁净的环境进行静脉药物的配制和使用;长期输液患者,选择静脉时尽量从血管远端开始,加强护理人员的操作培训,力争一次穿刺成功,输注对血管刺激性较强的药物应充分稀释后再应用,滴注速度应慢,前后应用生理盐水冲管,以减少静脉炎的发生;更换输液部位,以保护血管;选用优质高效能的输液器具。

(三) 处理

1. 一般治疗 去除导致静脉炎的病因,如静脉导管等,立即停止在此处静脉注射、输液,抬高患肢并制动。

2. 药物治疗 局部用 50% 硫酸镁湿热敷,每日 2 次,每次 30 分钟;中药如意金黄散局部外敷,可清热、除湿、疏通气血、止痛、消肿;如合并细菌感染,可酌情予以抗生素。

二、导管堵塞

(一) 原因

静脉输液后导管冲洗不彻底;封管液种类、用量及冲管速度选择不当;患者凝血机制异常。

(二) 预防

护士及时巡视,保持导管通畅,防止导管折叠、扭曲、受压等；采用脉冲式封管，使封管液在管腔内形成涡流，彻底冲走管腔内壁附着的药液，尤其是蛋白质、脂肪乳等大分子液体，减少留置针堵塞机会；合理选择输液器具，使用终端带有过滤装置的精密输液器是减少大微粒的有效方法，根据行业标准《专用输液器　第 1 部分：一次性使用精密过滤输液器》的规定，能够过滤直径为 5μm 及更小的微粒且滤出率 > 90% 的输液器称作精密输液器。2014 WS/T 433—2013《静脉治疗护理技术操作规范》中明确规定：输注脂肪乳剂、化疗药物及中药制剂时宜使用精密过滤输液器；输液过程中合理安排输液顺序，配伍有禁忌的药物隔开输注，输入刺激性及黏附性强的药物时用 0.9% 氯化钠注射液冲管，药物与 0.9% 氯化钠注射液存在配伍禁忌时可改用 5% 葡萄糖注射液；避免输液侧肢体过度用力，防止回血。

（三）处理

若堵塞物是不溶性物质，应立即拔针，去除诱因，重新穿刺。切勿强行冲管，以免微粒给患者造成远期伤害；若堵塞物是刚刚形成的血栓，可用注射器轻轻回抽，尽可能地将血凝块从管中抽出，在患者病情允许的情况下，也可用含有肝素钠或尿激酶的 0.9% 氯化钠注射液稀释夹管 5 分钟，然后用空注射器回抽，若无回血再反复一次，再无回血应立即拔针。

三、液体渗漏

（一）原因

1. 血管选择不当、进针角度过小、固定不牢、患者躁动不安、外套管未完全送入血管内或套管与血管壁接触面积太大。

2. 输液工具选择不当。

3. 患者原发病导致毛细血管通透性增强。

4. 药物的 pH、渗透压、药物浓度、药物本身的毒性及药物引起的变态反应均可导致血管通透性增高而导致药液外渗。

5.反复穿刺对血管造成的物理性损伤、药液中不溶性微粒对血管的刺激、输液量、输液速度、液体温度及液体所产生的压力也是影响药液外渗的因素。

（二）预防

1.熟练掌握穿刺技术。作为医务人员要把最基础的技能掌握好，选择固定性强、弹性较大且血管较粗的静脉进行穿刺，尽量做到一次穿刺成功。如果一次未成功，应选择不同的静脉进行穿刺。穿刺成功后要仔细固定好针头。

2.提高患者预防药物外渗的意识。给婴儿或儿童静脉输液时，应叮嘱家长注意保护针头。

3.熟悉药物特点，使用前做出相应处理。作为医务人员应准确熟悉药物性质，用药前充分考虑药物对患者血管通透性的影响，必要时进行相应处理。

4.加强对患者穿刺部位的关注。医务人员在给患者换药时应该下意识地关注一下患者的穿刺部位，并提醒患者随时保护穿刺部位。同时对婴儿、危重患者应多巡视，一旦发现有药物外渗现象要及时处理，悬挂重点药物警示标识。

5.嘱患者避免穿刺侧肢体过度活动，必要时可适当约束肢体；注意穿刺部位上方衣物不要过紧；加强对穿刺部位的观察；能下床活动的患者，避免在下肢进行穿刺。

（三）处理

1.当发现药物外渗或可疑药物外渗时，应立即停止输液、分离输液管，但不拔除原有静脉输液针/留置管（保留留置管的重要性：有助于局部注射解毒剂，使解毒剂更直接接触局部外渗药物，最大限度发挥解毒作用）。从头皮针或静脉留置针中抽吸残余的药液和血液，并注射少量生理盐水来稀释外渗的药液并将残留在血管内的药物冲洗干净。特殊药物遵医嘱注射解毒剂，经初步处理后拔针。

2. 一般药物外渗的处理方法：拔针后局部可给予 50% 硫酸镁湿敷或马铃薯片外敷或喜疗妥涂抹或如意金黄散外敷。

3. 输入强刺激性、发疱性药物（如化疗药物、升压药、高渗性药物）时不管是否出现红肿等炎症反应均应立即采取封闭治疗。在没有相应解毒剂的情况下，一般采用地塞米松 5mg+ 生理盐水 2 ～ 5ml 适量局部封闭，封闭后覆盖无菌纱布并间断冷敷或热敷。

四、皮下血肿

（一）原因

血管选择不当、操作不熟练、技巧掌握不好、动作不稳、短时间内在一个穿刺点重复多次穿刺造成血管壁破裂，形成血肿；穿刺时用力过大容易使留置针穿破血管而形成皮下血肿；血管弹性差、脆性大，或凝血功能障碍者，在穿刺和拔针过程中易形成血肿。

（二）预防

选择弹性好、走向直、清晰的血管，避免在关节部位和静脉窦的部位进行操作，穿刺动作应轻巧、稳、准，把握好进针角度，提高穿刺成功率，对于凝血机制障碍、血管条件不好的患者延长止血按压时间。

（三）处理

1. 局部湿敷：24 小时内采用局部冷敷，24 小时后采用局部热敷。

2. 云南白药气雾剂：先用云南白药保险液对局部血肿部位进行喷雾，范围略大于患处面积，3 分钟后再喷云南白药气雾剂，范围同上，每天喷 3 次。

3. 50% 的硫酸镁湿敷，每次 1 小时，每天 3 次。

4. 3 ～ 5cm 的喜辽妥乳膏局部涂抹，每天 2 次。

五、静脉血栓形成

（一）原因

反复多次在同一部位使用留置针进行静脉穿刺导致血管壁损伤，导致静脉血栓形成。

（二）预防

尽可能首选上肢粗静脉，避免在同一部位反复穿刺。对于长期卧床的患者，避免在下肢远端使用静脉留置针，且留置时间不能过长；减少注射品种，缩短用药疗程。

（三）处理

患者可多做用力握拳动作，以促进静脉血液回流，减轻肢体肿胀，尽可能使手高于肘、肘高于肩，禁忌按摩及热敷，避免血栓脱落，观察置管侧肢体、肩部、颈部及胸部肿胀、疼痛、皮肤温度及颜色、出血倾向及功能活动情况；请血管外科会诊，注射静脉导管。

（魏丽丽　史李菲　孙美凤　马晓敏）

第四节　静脉留置针的健康宣教

一、静脉留置针的健康宣教（护士版）

（一）静脉输液前

1. 输液工具选择时：谨慎选用静脉导管短期单次给予（小于 4 小时）；静脉输液超过 4 小时应使用留置针；刺激性药物、发疱剂药物、肠外营养液、pH ＜ 5 或 pH ＞ 9、渗透压＞ 600 mOsm/L 的药液禁止使用静脉导管。

2. 外周静脉留置针是最常用的血管内导管，因其柔韧性好、管壁光滑、对血管刺激小,且可以短时间(72 ～ 96 小时)留置,不宜仅以留置时间长短作为静脉导管拔除的依据。

3. 使用留置针可以有效降低药物渗出的概率,减少穿刺次数,减轻患者反复穿刺的痛苦,方便安排合理用药时间,提高药效。

4. 患者衣袖不可过紧,排空大小便。取舒适卧位、做好心理准备。护士穿刺时嘱患者握拳,穿刺肢体制动。

5. 护士告知患者输注的瓶数。若长时间输液建议患者可以在床头准备书、报或收音机,以排遣时间。

6. 选择好合适的血管后,穿刺时嘱患者握拳,穿刺时肢体制动。

(二)静脉输液中

1. 在输液过程中,告知患者输液时不可自行调节滴速。

2. 评估频率:没有发疱剂和刺激性药物输注,至少每 4 小时检查一次;对于危重症、麻醉后镇静患者或有认知障碍的患者,应每 1 ～ 2 小时检查一次;新生儿、儿童患者应每小时检查一次;进行发疱剂药物输液时检查频率应更高。

3. 注意针眼周围有无发红、疼痛、肿胀,有无渗液、导管堵塞或脱出等,有异常情况应及时告诉护士。

4. 若发生输液反应,应立即停止输液,更换输液器,及时通知医师,予以对症处理,保留原有药液及输液器。

(三)静脉输液后

1. 穿衣时应先穿穿刺侧肢体,脱衣时应后脱穿刺侧肢体。

2. 静脉留置针应使用不含防腐剂的生理盐水进行冲封管。不应使用无菌注射用水冲洗导管。冲管液宜使用一次性单剂量的生理盐水。特殊情况下需使用袋装生理盐水时,应保证有效消毒,并使用一次性注射器抽取溶液,防止交叉感染,严格一人一用一弃。采用脉冲式冲管,即"推 - 停 - 推"方法。采用正压封管方法，以防止导管内血液反流。

3. 使用留置针进行输液过程中或输液后，患者可进行适当的运动，但避免过度剧烈运动（如打球、提重物等）。

4. 静脉留置针封管后延长管内会有少许淡红色液体，请不必担心，这是正常现象。如有深色回血至延长管，请立即将手臂抬高使延长管高于穿刺点，及时通知护士。

5. 要保持留置针局部清洁干燥，穿刺部位不能浸泡于水中，不要擅自撕下贴膜，贴膜有卷曲、松动，贴膜下有汗液时，及时告诉护士更换。如需淋浴，请将留置针外包裹一层保鲜膜，防止进水但不可将留有导管的部位长期浸泡于水中。如穿刺点发红或渗血，要及时通知护士。

6. 静脉留置针拔除时机：不需要静脉导管时或出现并发症时。

二、静脉留置针的健康宣教（成人患者版）

1. 让我们来了解一下什么是外周静脉留置针

外周静脉留置针又称套管针。针芯的外套可以在人体血管内留置几天的时间。穿刺时将外套管和针芯一起刺入血管，当套管送入血管后抽出针芯，仅将柔软的外套留在血管内进行输液。静脉留置针在20纪纪60年代已被欧美国家广泛使用，80年代我国已在临床开始使用，技术已非常成熟，与传统的头皮针相比，静脉留置针穿刺成功后，留置在静脉内的是一根柔软的导管，使患者在输液时感觉更为舒适。

2. 我的血管很好，还需要留置针吗？

保护血管和保护身体的其他器官一样重要，因为穿刺对血管造成的损伤很难恢复，应尽量减少穿刺，保护好您的血管。

3. 我可以在留置针留置期间淋浴吗？

可以。如果使用的是无菌透明防水敷贴，那么它本身就有防水功能，在洗澡时再缠绕一层保鲜膜，防止进水（不可将穿刺部位长时间浸泡在水中）。

4. 使用静脉留置针可以适当活动吗？

可以。您可以进行适当活动，例如写字、做简单家务等，但不能进行剧烈运动，如打球、提重物等。

5. 输液结束后为什么会有血液回流到延长管？

输液结束后，护士会用生理盐水冲洗导管里的残留药物，并且在冲管的最后给予正压以确保导管里没有血液，但在正常渗透压作用下，可能还会有少许血细胞回流到延长管内，这对您的血管及输液没有影响。

6. 使用了静脉留置针，我需要注意些什么呢？

输液期间避免穿刺部位下垂，以促进静脉回流；若穿刺部位红、肿、热、痛或有其他异常情况时，应立即告知护士；穿刺侧肢体在不输液时可以适当活动，但应避免用力过度或剧烈运动；保持穿刺处干燥，沐浴时用防水膜保护，避免穿刺点感染，不可将留有导管的部位长时间浸在水中；穿衣服时，要先穿留置静脉留置针侧肢体，相反，脱衣服时要记得先脱无留置针的一侧肢体。

（王明雪　谢红卫　孙　红　王艳丽　吴淑芳）

第 4 章

中长导管技术

第一节　中长导管置管技术简介

随着静脉输液治疗的发展，输液工具也在不断发展，静脉导管、外周静脉留置针、中心静脉导管（CVC）、经外周置入的中心静脉导管（PICC）及输液港（PORT）在临床广泛使用，中等长度导管（MC）因为其穿刺快速、并发症少及经济成本低等优势近年来也越来越多地被关注。

一、中长导管的发展历史

中等长度导管开始于 19 世纪 50 年代，由美国一家公司（Deseret Medical Corporation，Salt Lake City，UT）引入，用于需要进行 1 周以上静脉治疗的患者。近年来材质和穿刺手法不断改进，越来越多地应用于临床。近年来我国中长导管开始推广使用。中长导管介于 PICC 与外周静脉留置针之间，适用于所有可经外周静脉输注的药物。它起始于肘部及上臂，尖端位于腋静脉，美国 2016 INS 指南建议预期治疗时长（如 1～4 周），可以选择中等长度导管（MC）。欧洲 2017 PICC&MIDLINE 指南中对中长导管的使用时限比较宽泛，它认为中等长度导管如果使用适当，可以应用数月。中国研究型医院学会护理分会 2019 年发布《静脉中等长度导管临床应用专家共识》，为广大临床护理人员提供中等长度导管相关的工作指引，指导护理人员规范使用中等长度导管，降低并发症，保障患者输液安全。

二、中长导管的优势

中长导管与外周短导管相比，能减少重复穿刺，减轻患者痛苦，减少护士穿刺的压力；与 PICC 相比，中长导管除能显著降低导管相关性血流感染及深静脉血栓等的发生，无需导管尖端定位，既节省时间，又降低患者所受辐射；从经济成本上比较，中长导管所需费用大大低于中心静脉导管。

三、中长导管的定义

（一）中长导管

外周静脉置入的中等长度导管又称中线导管，导管长 20～30cm，从肘窝处上、下两横指常规穿刺或采用超声引导技术从上臂置入贵要静脉、肱静脉或头静脉内，尖端位于腋静脉胸段或可到达锁骨下静脉。

（二）长外周导管

有时定义为迷你中线，导管长 8～10cm，用常规穿刺技术放置在前臂或手的浅静脉，或采用超声引导技术放在上臂中段深静脉，其尖端不超出腋窝。

四、中长导管的适应证和禁忌证

（一）适应证

1. 预计治疗时间 1～4 周和（或）更长时间的患者。

2. 持续输注等渗或接近等渗及刺激性小的药物。

3. 短期（少于 6 天的治疗）静脉注射万古霉素的患者。

4. 需持续镇静与镇痛治疗的患者。

5. 间歇性或短期输注高渗透压、腐蚀性药物等（需谨慎）。

（二）禁忌证

1. 避免持续输注发疱剂药物。

2. 导管尖端未达腋静脉胸段或锁骨下静脉的情况下，不适宜用于胃肠外营养、渗透压＞900mOsm/L 的补液治疗。

3. 有血栓、高凝状态病史、四肢的静脉血流降低（如麻痹、淋巴水肿、矫形、神经系统病症），终末期肾病需要静脉保护时。

4. 乳腺手术清扫腋窝淋巴结、淋巴水肿的患者。

5. 拟穿刺肢体部位有疼痛、感染、血管受损（瘀紫、渗出、静脉炎、硬化等）、计划手术或放疗的区域均不宜置管。

（朱 华 高 站 王文娟）

第二节 中长导管的置入流程

一、术前评估

（一）患者评估

评估血常规、凝血功能，穿刺侧肢体有无手术史、导管置入史、放射治疗史、淋巴水肿、肿瘤压迫等。评估患者意识、合作程度、依从性、文化程度，签署知情同意书。

（二）血管评估

上臂血管首选贵要静脉。其次是肱静脉或头静脉。通过超声寻找合适的血管，观察血管直径、深度、走向，有无动脉及神经伴行，避免穿刺小血管（导管与静脉比率不高于45%的血管），根据血管深度确定导针架的型号。

（三）穿刺部位评估

穿刺手臂应避免有触痛或开放性伤口、感染的区域、受损血管（如淤紫、渗出、静脉炎、硬化、条索状或充血的血管）、静脉瓣的位置。

如果采用常规穿刺，应避开肘部关节。临床一般选择超声引导下改良型塞丁格置管技术，可提高穿刺成功率及减少并发症。采用超声引导下改良塞丁格穿刺术置管，穿刺点一般选择肱骨内上髁至腋窝顶点中 1/3，即从上臂中段置管。

（四）置管长度评估

穿刺侧上臂伸直，上臂与躯体成 90°，从穿刺点到预穿刺导管尖端位置之间的长度。根据尖端留置位置不同有 3 种测量方法：从预穿刺点沿静脉走向至腋窝水平；从预穿刺点沿静脉走向至同侧锁骨中线；从预穿刺点沿静脉走向至同侧胸锁骨关节减 2cm。

二、操 作 步 骤

（一）操作前准备

1. 最好选择在专门置管室内进行，向患者解释留置中等长度导管的目的、方法、置管过程及置管应注意的事项，取得患者配合，放松心理，避免情绪紧张。

2. 核对医嘱，确认签署知情同意书。

3. 备齐用物，放置合理。

（二）操作过程

1. 患者取仰卧位，穿刺侧上臂外展与躯干成 45°～ 90°。

2. 在穿刺点上方 10cm 处扎止血带，B 超引导下选择血管，严格区分动、静脉，避免误伤动脉，在预穿刺点做好标识。首选贵要静脉，其次为肱静脉，最后选择头静脉。松开止血带。

3. 测量预置管长度，根据患者的年龄、病情，静脉治疗方案，药物性质等因素，选择合适的中长导管预定的位置。测量导管留置长度及双侧臂围并记录。

4. 洗手，戴手套，铺无菌垫巾于患者手臂下。严格无菌技术操作，以穿刺点为中心消毒皮肤，范围 20cm×20cm，左、右至整个手臂周径。用 75% 酒精消毒 3 遍，碘伏消毒 3 遍，顺、逆时针交替，自然待干。消毒液也可选择 2% 葡萄糖酸氯己定酒精溶液、有效碘浓度不低于 0.5% 的碘伏或 2% 碘酊溶液和75% 酒精组合使用。

5. 摘手套，洗手，穿无菌隔离衣，戴无菌无粉手套，铺无菌巾于臂下，放置无菌止血带，铺无菌洞巾及无菌巾，建立最大化无菌屏障。

6. 放置导管，一次性 10ml 以上注射器，生理盐水，或一次性预充注射器，一次性 1ml 注射器，2% 利多卡因 5ml，正压接头等。

7. 生理盐水预冲浸泡导管。将抽好盐水的注射器连接于导管外端口，轻轻推注盐水，检查导管有无漏液，观察导管开口端，用示指、拇指轻轻揉搓开口端，增加导管开口端开合敏感度，便于观察回血情况。

8. 如果是前端开口式导管，需预先裁剪导管长度：测量好后撤导丝，比预测长度退回 1cm，剪掉多余导管。如果是侧壁开口式导管，则不需要预先裁剪。

9. 导电糊涂于血管 B 超探头，一次性无菌保护套做好固定，将选择好的血管支架固定在 B 超探头。

10. 再次核对患者。

11. 扎止血带，嘱患者握拳。无菌导电糊涂于穿刺点，一手持 B 超探头，将穿刺针置于导针支架，进行穿刺。

12. 穿刺成功，送导丝，动作轻柔，确保导丝无卷曲，导丝不得反方向送入；松开止血带，使导丝在体外预留至少15cm，按压穿刺点，防止滑入体内，退出穿刺针，妥善放好避免针刺伤皮肤。

13. 纱布清理穿刺口血迹，应用 0.1ml 利多卡因进行穿刺口皮下注射，轻触穿刺口处无痛感，进行扩皮。扩皮时建议应用纵向切口，一般 0.5cm，沿导丝方向，避免损伤导丝和血管。

送入导管鞘，撤出导丝，移除导丝时动作应轻柔。

14. 左手拇指固定导管鞘避免移位，示指和中指按压导管鞘尖端上方血管；右手手持导管，将导管送入导管鞘，沿导管鞘送入静脉。

15. 送入预设长度后，B 超探头查看腋静脉或锁骨下静脉导管影，退出导管鞘，将导管鞘撕裂并分离。

16. 连接注射器抽回血，见回血后推注生理盐水脉冲式冲管。

17. 连接输液接头，生理盐水正压封管。

18. U 形固定导管，湿纱布清理血迹，干纱布覆盖穿刺点，敷贴固定导管末端部分。

19. 绷带加压包扎穿刺部位，范围超过透明敷贴，时间小于 24 小时。

20. 脱手套，消毒手。

21. 再次核对，询问患者感受，说明健康教育内容。

三、注 意 事 项

1. 置管前做好解释工作，取得患者配合。避免患者情绪紧张。

2. 置管过程中注重与患者沟通，如有疼痛或不适时，应及时告知。

（修　红　代月光　郭　菁）

第三节　中长导管的维护

一、评　　估

观察穿刺点有无发红、渗血、渗液或流脓；根据导管外露长度,判断导管有无脱出或进入体内;敷贴有无卷边、潮湿,肢体有无肿胀、酸痛等血栓发生及发热、寒战等全身感染表现。

二、维　护

(一)步骤

1. 卧位舒适,手臂外展 45°,手臂下垫一次性治疗巾,应用软尺测量臂围。

2. 取下固定输液接头的胶布,手消毒。

3. 打开预充注射器接输液接头,排气备用。

4. 卸下旧接头,以酒精棉片包裹导管体外端,端口横断面及以下摩擦 10 ~ 15 秒,清洁去除污渍。

5. 接输液接头,抽回血,推注生理盐水,脉冲式推注,剩余 2ml 时正压封管。如果是前端开口导管,封管时先用生理盐水,再用 1:100 肝素钠盐水 2ml 封管。

6. 0° 或 180° 方法揭除敷料。揭除敷料时拇指轻压穿刺点,防止脱出导管,手消毒。

7. 戴无菌手套,应用酒精棉棒以顺—逆—顺时针方向螺旋状消毒 3 遍,范围以穿刺点为中心,上下 10cm,左右到臂缘(或超过敷贴覆盖的面积),注意避开穿刺点 0.5cm,消毒过程中应用无菌纱布将接头抬起,尽量避免酒精接触导管,注意防止拽拉导致导管脱出。

8. 再用碘伏棉棒以穿刺点为中心以顺—逆—顺时针方向螺旋状消毒 3 遍,先消毒穿刺点,再往周围展开。消毒过程中将导管贴在皮肤上,第二遍时将导管翻转,使导管贴近皮肤侧朝上,第三遍时将导管恢复方向,注意防止拽拉导管导致导管脱出。

9. 再次确认导管外露长度。

10. 调整导管位置，敷贴无张力固定，覆盖导管及附加装置。

11. 标注换药日期、操作者姓名缩写及导管外露长度，贴于敷贴下缘。

12. 手消毒，再次核对，签名。

（二）注意事项

1. 置管术后 24 小时给予导管维护，以后常规至少每周维护 1 次。如果应用纱布敷料至少每 48 小时更换一次。若穿刺部位发生渗液、渗血及敷料出现卷边、松动、潮湿、污染、完整性受损时应及时更换。

2. 护士严格执行无菌操作技术、严格手卫生，戴无菌手套。

3. 一般选择 10ml 注射器或 10ml 管径的预充式导管冲洗器，采用脉冲式冲管，即"推—停—推"方法冲洗导管，采取正压封管方法，防止管内血液反流。

4. 输液前后及输注不相容药物之间，使用生理盐水脉冲式冲管，冲洗量至少为 10ml。

5. 输注黏稠、高渗、中药制剂、抗生素等对血管刺激较大的液体后，建议进行冲管。

6. 对粘胶过敏、皮肤病变及皮肤完整性受损的患者，应更换敷料种类，如穿刺部位出汗、出血、渗出，可用纱布敷料覆盖穿刺部位，必要时可选择水胶体等治疗性敷料。

7. 脱出血管外的导管不应再次送入血管内。如脱出少许，回抽可见回血，推注生理盐水顺利，可继续使用。

三、健 康 教 育

1. 定期到医院进行维护，至少每周一次。

2. 自我观察穿刺点有无渗血、渗液等异常情况，周围皮肤有无发红、肿胀、疼痛、有无分泌物；观察全身不适状况，有无发热等不适；观察导管外露长度的变化，以及是否有打折、破损；观察贴膜有无出现潮湿、脱落、卷边情况。如有异常，及时到医院就诊。

3. 置管侧手臂可以进行适宜运动，如握拳、松拳，避免做肩关节大幅度甩手或向上伸展的动作，不应提举超过 5kg 重物。

4. 沐浴时避免置管部位潮湿，可以使用防水套或保护膜包裹。

5. 穿、脱衣服时应注意保护导管，脱衣时先脱非置管侧衣袖，穿衣时先穿置管侧衣袖，防止导管脱出。衣服的袖口不宜过紧。

6. 尽量避免在置管侧肢体测量血压。

7. 如有不适尽早联系医护人员。

（黄　霞　田　惠　王如冰）

第四节　中长导管常见并发症的预防及处理

中长度导管通常从上臂肘部头静脉、贵要静脉或肘正中静脉穿刺，使导管尖端位于肩下部或腋窝水平，不超过腋静脉。现阶段国内对于中长导管使用报道较少，已有文献报道中长导管并发症有静脉炎、渗血、导管相关性血流感染、导管堵塞、非计划性拔管等，现具体介绍如下。

一、静　脉　炎

静脉炎主要发生在穿刺后 1～7 天，穿刺点上方 8～10cm 是易发位置。研究表明，使用中长导管输注规定范围内的低风险类的药物和液体，静脉炎发生率为 2%～7%，显著低于外周静脉导管。

（一）主要原因

1. 使用的导管类型过粗，导致导管无法漂浮在血管内。

2. 导管材质过硬对血管内膜损伤。

3. 操作者反复穿刺损伤血管。

4. 患者紧张导致血管痉挛收缩。

（二）预防措施

穿刺前选择与患者血管管径相适宜的导管型号，对导管充分浸泡，与患者解释，取得配合；穿刺时动作准确、轻柔，减少对血管的刺激和损伤；穿刺后置管上肢热敷每次 30 分钟，每天 3 次，连续 3 天，避免穿刺侧过度活动；对穿刺不顺利的患者预防性使用水胶体敷料外贴 5 ～ 7 天，抬高患肢，用硫酸镁或呋喃西林湿敷、中药外敷等。

（三）处理措施

1. 暂停输液，抬高患侧肢体。

2. 使用 50% 硫酸镁或如意金黄散外敷，每天 2 次；也可用超短波理疗，每天 1 次，每次 15 ～ 20 分钟，能降低神经末梢的兴奋性而止痛，使毛细血管及小动脉扩张，加速炎症吸收消散而消炎。

3. 情况严重者及时拔除中长导管，拔除导管后密切观察 48 小时。

4. 做好记录。

二、渗　　血

（一）主要原因

穿刺口渗血为常见的并发症之一，置管穿刺针头较粗、患者凝血功能欠佳、穿刺后局部按压不够是渗血的主要原因。在置管后 1 ～ 2 天有少量渗血为正常现象，大部分患者在置管后第 2 天不会再有渗血。

（二）预防措施

置管时，导管送入拔出管鞘时，立即局部按压，使用小方纱加压穿刺点 30 分钟，如有凝血功能障碍者，局部压迫止血时间可适当延长。

（三）处理措施

使用折叠小纱块覆盖，弹性绷带加压包扎，减少患侧肢体活动。可使用藻酸盐水胶敷料覆盖穿刺部位，必要时遵医嘱应用止血药物。

三、渗　出

渗出是指由于非腐蚀性药物或溶液进入周围组织。渗出的原因可能是血管损伤、刺激性药物、巡视不到位等。

（一）预防措施

避免反复穿刺，选择适宜的导管型号；每次静脉输液时测量臂围，加强巡视，尤其是输注刺激性强的药物时；可建立巡视卡，保障输液过程中巡视到位。局部肿胀、臂围增加时及时处理。

（二）处理措施

1. 立即停止输液，拔出导管，抬高肢体。

2. 针对不同药物采取外敷或局部拮抗封闭治疗。

3. 密切观察，每日测量臂围；必要时摄胸部 X 线片，确认渗液的原因及范围。

四、导管相关性血流感染

既往研究显示，中长导管感染发生率为（0.2 ～ 4.79）/1000 导管日。目前认为，引起导管感染与患者抵抗力低下、操作者未严格无菌操作、贴膜不透气或敷料潮湿未及时更换等有关。

（一）预防措施

1. 在进行穿刺及换药操作时要严格进行手清洁，充分消毒皮肤。

2. 穿刺时使用专用护理包，保证最大化无菌屏障，严格执行无菌技术操作规程。

3. 敷料及接头 7 天更换 1 次，出现渗血渗液时及早更换敷料以保证置管处贴合清洁无菌。

4. 连接输液及推注药物时均严格无菌操作，输液管路每 24 小时更换一次。

（二）处理措施

患者出现不明原因的寒战、发热及局部发红、肿胀、化脓等，可确诊为中长导管引起的感染，遵医嘱应用抗生素及局部护理，无效应拔出导管。导管拔出后应继续抗感染治疗 1～2 周。

五、导管堵塞

（一）主要原因

1. 封管方法不当或未按时封管。

2. 患者的血液呈高凝状态。

3. 输注特殊药物，如乳剂、甘露醇等，使用非配伍药物时致药物沉淀阻塞导管。

4. 导管纡曲等。

（二）预防措施

1. 穿刺前选择合适型号的导管，一般成人选择 4F 或 5F。选择导管直径与穿刺血管内径的比值应 < 45%。

2. 输液后，用 20ml 生理盐水脉冲式冲洗导管，有研究指出可用 3ml 肝素盐水（10～100U/ml）冲洗导管。持续 24 小时输注液体时应每 8 小时冲洗导管一次。禁止从留置管中抽血。

3. 护士定期巡视病房，发现液体滴空时要及时更换，以免回血堵管。

4. 多重药物同一滴管使用时注意配伍禁忌，合理安排输液顺序。输注血液制品或脂肪乳剂等黏滞性药物后需要立即使用生理盐水脉冲式冲洗导管。

（三）处理方法

1. 仔细检查导管外露部分有无打折、扭曲及受压。

2. 若为血栓形成阻塞导管，先使用 10ml 或 20ml 空针抽回血，若遇有阻力不见回血，切不可用暴力、导丝或冲管来清除凝块，以免使导管损伤、破裂或造成栓塞；仍不通畅时，可使用三通再通法：中长导管连接三通，另两头分别连接 10 万 U 的尿激酶加 5ml 生理盐水及 20ml 空针。首先用 20ml 空针接上导管回抽，然后利用负压原理自动将尿激酶吸入导管，慢慢溶栓，不可用力推注，以免栓子脱落形成栓塞，反复以上操作，每 15 分钟回抽一次。

3. 抽回血不成功的可摄胸部 X 线片，以确定导管体内部分无异位、扭结、盘绕等情况。

4. 如溶栓仍不成功，可考虑拔管。

六、非计划性拔管

非计划性拔管是指导管意外滑脱或未经医护人员同意将患者导管拔除，也包括医护人员操作不当所致拔管。非计划性拔管可能的原因有管路固定不牢，护理人员操作不当；护理评估不到位；健康教育不到位；患者烦躁等。

（一）预防措施

1. 建立"中长导管维护登记表"，每日评估记录，包括输液速度、臂围、导管体内体外长度、穿刺点情况等；做好管路脱出危险因素评估，对存在管路脱出高风险患者采取相应护理措施，床头悬挂防脱管标识。

2. 每周更换敷料，如敷料完整性受到破坏应立即更换。换药时，操作者需将导管末端固定，并向患者上臂将贴膜揭开，测量体外导管长度，换药后做好导管固定工作。

3. 指导患者避免置管侧肢大范围活动，更衣时要小心，洗澡、擦身时注意不要弄湿敷贴；经常观察导管有无外脱；烦躁患者适当应用镇静药。

4. 给予患者治疗及护理时，不能牵拉导管。

5. 做好交接班。

（二）处理措施

若导管已脱出，切勿将导管送入；抽回血不利或输液不畅时，需拔除导管，必要时重置。

（姜文彬　江玉军　辛丽丽）

第五节　中长导管的健康教育

一、中长导管的健康教育（患者版）

（一）休息与活动

1. 睡眠时切勿压迫穿刺血管。

2. 留置中长导管期间除外展、上举外，患者可进行适当的活动，促进血液循环，但勿做剧烈的手臂运动如游泳、打球等，避免置管侧肢体提取重物。

3. 避免用力咳嗽、呕吐、排便等引起胸腔压力增高的情况。

（二）皮肤护理

保持皮肤清洁干燥，洗澡、擦身时注意不能弄湿敷贴。嘱患者不宜穿袖口过紧的衣服，更衣时要小心，穿衣时先穿患侧，再穿健侧，脱衣时先脱健侧，后脱患侧。

（三）输液过程

嘱患者勿随意调节输液速度，勿调节输液的小夹子。

（四）密切观察

注意观察肢体有无红、肿、热、痛、导管脱出等问题，如有上述问题及时告知医护人员。如导管不慎脱出，按压穿刺点，不可随意活动，及时呼叫医护人员。

二、中长导管的健康教育（护士版）

（一）置管前

1.中长导管置管前对患者进行充分评估，主要包括：①患者的一般情况，如意识、病情、年龄及营养状况等；②患者的配合程度及心理状况；③患者的局部情况，即穿刺部位的皮肤、血管、活动等情况；④环境准备，清洁无尘，宽敞明亮，温度适宜。

2.选择粗、直、静脉瓣少的血管，首选上肢贵要静脉。

3.穿刺前与患者解释操作的目的意义，详细介绍置管过程及注意事项，取得患者配合，消除紧张情绪，并签署知情同意书。

4.选择与患者血管管径相适宜的导管型号，一般成人选择4F或5F，使用聚氨酯和硅胶材料两种材质的导管。对导管充分浸泡，便于导管进入。

（二）置管中

严格执行无菌操作。穿刺时动作准确、轻柔，减少对血管的刺激和损伤，避免反复穿刺，不可暴力送管。给患者适当调整体位，使上肢肌肉放松，或稍作停顿后再送管，仍无效则在对侧静脉置入。

（三）置管后

1.护士定期巡视病房，发现液体滴空时要及时更换，以免输液压力的改变造成回血堵管。给药前后或使用两种不同的药物之间宜用生理盐水冲管，多重药物同一滴管使用时注意配伍禁忌，合理安排输液顺序。输注血液制品或者脂肪乳剂等黏滞性药物后需要立即使用生理盐水脉冲式冲洗。每次输液结束后，用10ml生理盐水脉冲冲管并正压封管（遵行

SASH 原则），禁止用静脉滴注或普通静脉推注的方式冲封管。使用外周静脉导管的一侧上肢不应使用血压袖带和止血带。

2. 建立"中长导管维护登记表"，每日评估记录，包括输液速度、臂围、导管体内体外长度、穿刺点情况等；做好管路脱出危险因素评估，对存在管路脱出高风险患者采取相应护理措施，床头悬挂防脱管标识。

3. 每周无菌换药一次，并更换正压输液接头，更换敷料时应妥善固定好导管，避免活动时牵拉导管，导管、皮肤、敷料三者合一，排尽敷料下的气泡。如有贴膜卷边、污染、潮湿应及时换药。敷料上需对日期和时间等基础信息进行明确标注。

4. 加强患者宣教。

5. 严格交接班。

（杨梅华　于　倩　毕　雯）

第 5 章

输血的护理

第一节 血制品的种类及输注注意事项

一、红 细 胞

（一）适应证

适用于红细胞生成障碍、破坏过多或丢失过多引起的急慢性贫血的治疗输注及病理性红细胞成分置换等。

（二）注意事项

1. 血红蛋白 60 ~ 100g/L 或血细胞比容 0.18 ~ 0.30，根据患者组织缺氧与耗氧、心肺代偿功能等情况综合评估考虑是否需输注。

2. 血红蛋白 < 60g/L 和血细胞比容 < 0.18，可输注。

3. 伴有心肺疾病如心肌梗死、肺源性心脏病、先天性心脏病、严重感染和实施肿瘤放化疗等的患者，输注指征可适当放宽。

4. 红细胞成分输注后宜及时观察患者贫血改善情况，检查血红蛋白值等，及时调整输注剂量。

二、血 小 板

（一）适应证

适用于血小板计数减少或功能低下引起的出血治疗性输注或具有潜在性出血倾向的预防性输注。

（二）注意事项

1. 存在其他止血异常（如遗传性或获得性凝血障碍等）或存在高风险因素（如发热、败血症、贫血、肿瘤放化疗后等），血小板 $< 30 \times 10^9$ 时应输注。

2. 血栓性血小板减少性紫癜和肝素诱导血小板减少症等应慎用血小板成分。

3. 需反复输血的患者宜选择输注去白细胞单采血小板；由于免疫因素导致血小板输注无效的患者宜输注 HLA 配合型单采血小板；先天性或后天性免疫功能严重低下的患者宜输注辐照或去白细胞单采血小板；造血干细胞移植患者宜输注 HLA 配合型单采血小板。

三、单采粒细胞

（一）适应证

单采粒细胞适用于粒细胞缺乏或粒细胞功能明显低下的治疗。

（二）注意事项

1. 为了减少输注无效发生，以及先天性或后天性（如肿瘤放、化疗后等）免疫功能严重低下、造血干细胞移植等患者宜选择 HLA 配合型单采粒细胞。

2. 在条件允许的情况下，所有输注患者宜选择辐照单采粒细胞。

3. 单采粒细胞输注后宜及时观察患者感染缓解情况，及时调整输注剂量。

四、新鲜冰冻血浆/病毒灭活新鲜冰冻血浆

（一）适应证

适用于各种原因导致的多种不稳定凝血因子或稳定凝血因

子等缺乏的治疗。

（二）注意事项

1. 当需要快速纠正华法林抗凝作用、华法林使用过量或使用过程中发生颅内出血等严重出血时可输注。

2. 血栓弹力图显示 R 值延长，伴有出血，可输注。

3. 出血栓性血小板减少性紫癜外，其他疾病患者需实施血浆置换时，可输注。

4. 输注病毒灭活新鲜冰冻血浆时，剂量可适当放宽。

五、冰冻血浆／病毒灭活冰冻血浆

（一）适应证

适用于各种原因导致的稳定凝血因子缺乏的治疗。

（二）注意事项

1. PT 或 APTT ＞参考值上限 1.5 ～ 2 倍,伴有出血,应输注。

2. 血栓弹力图显示 R 值延长并伴有出血，除外 FV Ⅲ或 FV 缺乏时，可输注。

3. 输注冰冻血浆／病毒灭活冰冻血浆时，剂量可适当放宽。

六、冷沉淀凝血因子

（一）适应证

适用于凝血因子Ⅷ和ⅩⅢ或 WF 或纤维蛋白等缺乏的治疗。

（二）注意事项

1. 出血或 DIC 患者，凝血因子ⅩⅢ缺乏或低下时，可输注。

2. 尿毒症伴凝血功能异常、溶栓治疗药物过量时，可输注。

3. 输注冷沉淀凝血因子宜及时观察患者出血改善情况，通过 PT 或 APTT 或 INR 或血栓弹力图检测等,及时调整输注剂量。

（崔　莉　沈　霞　朱　萌）

第二节　静脉输血流程

一、交 叉 配 血

（一）交叉配血流程

1.有资质的医师下达交叉配血医嘱后,查看血型鉴定结果,若无血型鉴定结果,则抽取血标本进行血型鉴定。

2.责任护士处理医嘱,双人核对申请单信息、试管、标签及血型鉴定结果。

3.双人携带 1 名患者的输血申请单、试管及其他用物至患者床旁共同核对信息,核对内容完整无遗漏,应用 PDA 辅助核对无误后执行。

4.评估患者血管、皮肤、环境,选择体位、穿刺部位。

5.消毒后采集血标本。

6.采集结束,再次双人核对,核对内容完整无遗漏,PDA扫码并签字。

7.采血结束及时派专人送至输血科。

（二）交叉配血的标准化流程图（图 5-1）

二、静 脉 输 血

（一）输血流程

1.HIS 系统提示可取血,责任护士测量体温。

2.若患者体温正常,通知医师打印取血单。

3.专人取血,双人核对,有疑问,联系输血科核实,必要时更换血液。

4.血液合格,医师开具输血医嘱,护士处理医嘱。

5.输血前落实双人核对医嘱及执行单,打印输液贴。

6.双人携带血制品、血型牌、输血记录单等用物至患者床

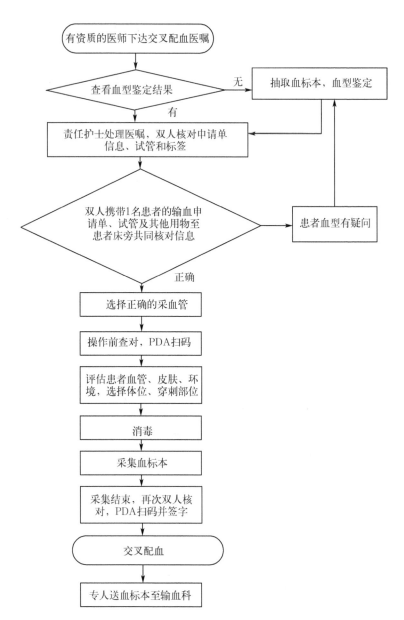

图 5-1　交叉配血的标准化流程

旁，双人三查八对，查血液有效期、血液质量、血液的包装是否完整，核对床号、姓名、性别、登记号、住院号、血袋号、血型、血量、血品种、交叉配血试验结果，落实输血三查八对，全程使用 PDA 辅助核对，准确无误方可输血。

7. 用符合标准的输血器进行输血。

8. 输血时双人床旁查对床头牌、手腕带，核对内容准确，确认血液与取血单相符，双人签名签时间。

9. 询问患者有无输血史和血型和过敏史。

10. 核对无误输注血制品，悬挂与患者血型相符的血型牌于血制品旁，建立静脉通路，按要求输注血制品。

11. 生理盐水冲管，输血前后用静脉输注生理盐水冲洗输血管道。连续输注不同供血者的血液时，前一袋血输尽后，用静脉输注射生理盐水冲洗输血器，再接下一袋血继续输注。

12. 按时巡视，落实开始输血后 15 分钟观察记录、输血过程中每小时观察记录；输血过程中应先慢后快，再根据病情和年龄调整输注速度，并严密观察受血者有无输血不良反应，如出现异常情况应及时处理。

13. 输血结束，保留血袋送输血科，观察记录输血后 4 小时不良反应。

（二）静脉输血的标准化流程图（图 5-2）

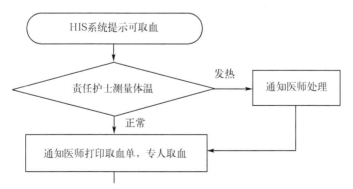

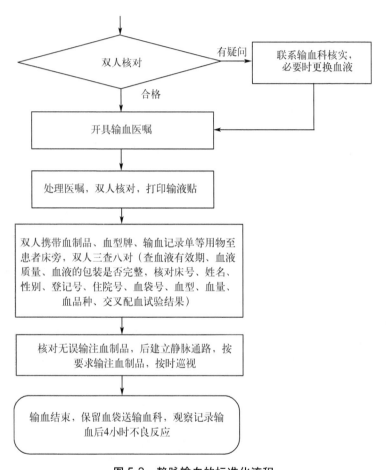

图 5-2　静脉输血的标准化流程

（陈莉莉　于立敏　徐新华）

第三节　输血不良反应的预防及处理

输血不良反应是指患者输注血液或血制品过程中或输血后，出现的任何输血前不能预期的、不能用原发疾病解释的新的症状和体征。输血治疗在抢救患者生命、治疗疾病中起着重要作用。但是血液输注过程中及结束后，有可能发生输血不良反应，严重者会导致死亡，给患者带来危害。充分了解输血不良反应，严格掌握输血适应证，安全有效输血是十分重要的。

一、发热反应

（一）预防

严格管理血库保养液和输血用具、有效预防致热原，严格执行无菌操作。

（二）处理

1. 反应轻者减慢输血速度，症状可自行缓解。

2. 反应重者应立即停止输血，密切观察生命体征，给予对症处理。

3. 必要时遵医嘱给予解热镇痛药和抗过敏药。

4. 将输血器、剩余血连同贮血袋一同送检。

二、过敏反应

（一）预防

1. 正确管理血液和血制品。

2. 选用无过敏史的供血者。

3. 供血者在采血 4 小时内不宜吃高蛋白和高脂肪食物，宜用清淡饮食或饮用糖水，以免血中还有过敏物质。

4. 对有过敏史的患者，输血前根据医嘱给予抗过敏药物。

（二）处理

1. 轻度过敏反应，减慢输血速度，给予抗过敏药物。

2. 中、重度过敏反应，立即停止输血，通知医师，根据医嘱应用过敏药物。

3. 呼吸困难者给予氧气吸入，严重喉头水肿者行气管切开。

4. 循环衰竭者给予抗休克。

三、溶 血 反 应

（一）预防

1. 认真做好血型鉴定及交叉配血试验。

2. 输血前认真查对，杜绝差错事故的发生。

3. 严格遵守血液保存规则，不可使用变质血液。

（二）处理

1. 立即停止输血，通知医师。

2. 给予氧气吸入，建立静脉通路，遵医嘱给予升压药或其他药物治疗。

3. 将剩余血、患者血标本和尿标本送检验科检验。

4. 双侧腰部封闭，并用热水袋热敷双侧肾区，解除肾小管痉挛，保护肾脏。

5. 碱化尿液：静脉注射碳酸氢钠，增加血红蛋白在尿中的溶解度，减少沉淀，避免阻塞肾小管。

6. 严密观察生命体征和尿量，插导尿管，检测每小时尿量，并做好记录。若发生肾衰竭，可行血液透析治疗。

7. 若出现休克症状，应给予抗休克治疗。

8. 心理护理：安慰患者，消除其紧张、恐惧心理。

（赵 宁 刘 蕾）

第四节 静脉输血的健康教育

一、静脉输血的健康教育（患者版）

1. 向患者介绍有关血型的知识及做血型鉴定及交叉配血试验的意义。

2. 向患者介绍输血的适应证和禁忌证。

3. 向患者介绍常见输血反应的症状和防治方法。并告知患者，一旦出现不适症状，及时使用呼叫器。

4. 向患者说明输血速度调节的依据，告知患者切勿擅自调节滴数。

5. 心理指导：患者因对输血、血液制品不了解，输入过程陌生，所以存在不同程度的思想顾虑和恐惧心理，应向患者讲解输入血制品的必要性和血制品的生理知识，分散患者注意力，解除其紧张情绪，顺利完成输注过程。

二、静脉输血的健康教育（护士版）

输血在临床治疗中具有十分重要的作用，出现错误将对患者的生命及健康造成严重危害，因此有必要加强血液管理，确保输血安全。根据中华人民共和国卫生行业标准，血液制品应该在出血库 30 分钟内开始输注及 4 小时内完成输注。在临床输血过程中，利用信息化优势对临床输血护理操作关键环节及关键时间点进行监督及提醒设置，加大对临床输血护理管理的监督力，加强临床输血安全质量管理，提升临床输血护理安全管理水平。有调查显示，全国范围内医疗机构输血不规范率达平均 2.62%，针对临床输血质量的督导可以大大提高临床输血的安全质量，维护患者安全，提升护理质量。

（一）提高输血护理专业素养

临床护理人员应加强对输血专业知识的掌握度，包括输血基础知识、输血进展或前沿等，提高输血操作技能，掌握常见不良反应的症状、发生原因及处理措施；临床护理操作应严格遵照用血规范执行，具备高度的责任心及安全意识，加强职业道德素养。提高护理人员的输血安全风险意识，强调安全、合理使用血制品的观念，提高合理用血水平。

（二）加强输血知识教育

对患者及其家属进行输液相关知识指导，告知输注血液制品的种类、输注的目的、注意事项及可能发生的不良反应，告知家属不得随意调整滴注速度，对老年人及婴幼儿的滴注速度宜减慢，若滴注过程中出现不适应及时通知护理人员。

（三）加强临床输血巡视

护理人员在输血前应仔细核对患者的血型与输注血制品血型，观察血制品有无颜色异常、混浊，输注过程中严格无菌操作，实行低速滴注，在输注开始前15分钟内严密观察患者的生命体征变化，尤其是多次输血的患者，注意观察有无心率、呼吸及体征变化；加强输血时间内巡视次数，注意询问患者的感受，观察患者体液变化情况，警惕发生不良反应。

（四）加强输血质量管控

1. 输血前由两名医护人员核对医嘱，准确无误后方可执行。

2. 在输血过程中要严格执行无菌操作及查对制度。

3. 输前后及两袋血之间需滴注少量生理盐水，以免发生不良反应。

4. 血液内不可随意加入其他药品。

5. 输血过程中，加强巡视，观察并询问患者有无任何不适。一旦出现输血反应，应立即停止输血，按输血反应进行处理。

6. 掌握输血速度，对老年体弱、严重贫血、心力衰竭患者应谨慎，速度宜慢。

7. 输血完的血袋送回输血科保留24小时，以备患者在输血后发生输血反应时检查分析原因。

（张景侠　董　帅　杨婷婷）

第6章

儿科静脉输液的护理

第一节　儿科常用药物计算公式

药物治疗是儿童综合治疗的重要组成部分和手段，合理、正确地用药在治疗中常起到关键作用。儿童不是成人的缩小版，不同年龄阶段的儿童其生理特点、器官结构与代谢能力随年龄变化而变化，对药物的处置能力、对药物作用反应能力均与成年人有质和量的不同，对药物的毒副作用较成年人更为敏感。医师用药时，会根据儿童的年龄、病种、病情及儿童对药物的特殊反应和药物的远期影响，有针对性地选择用药。儿童用药剂量较成人更应准确，医师会根据患儿的具体情况进行调整，得出比较确切的药物剂量。

一、儿童用药特点

1. 儿童肝肾功能及某些酶系发育不完善，对药物的代谢及解毒功能较差。

2. 儿童血脑屏障不完善，药物容易通过血脑屏障到达神经中枢。

3. 儿童年龄不同，对药物反应不一，药物的毒副作用也有所差异。

4. 胎儿、乳儿可因母亲用药而受到影响。

5. 儿童易发生电解质紊乱。

二、儿童药物剂量计算

（一）按体重计算

此法是最常用、最基本的计算方法，多数药物已给出每千克体重、每日或每次需要量，按体重计算总量方便易行，故在临床广泛应用。

每日（次）剂量 = 患儿体重（kg）× 每日（次）每千克体重所需药量

患儿体重应按实际测得值为准，若计算结果超出成人量，则以成人量为限。

（二）按体表面积计算

此法计算药物剂量较其他方法更为准确，因其与基础代谢等生理活动的关系更为密切。

每日（次）剂量 = 患儿体表面积（m^2）× 每日（次）每平方米体表面积所需药量

儿童体表面积可按下列公式计算：

体重 ≤ 30kg，儿童体表面积（m^2）= 体重（kg）× 0.035 + 0.1

体重 > 30kg，儿童体表面积（m^2）=[体重（kg）－ 30]× 0.02 + 1.05

（三）按年龄计算

此法简单易行，用于剂量幅度大、不需十分精确的药物，如营养类药物。

（四）从成人剂量折算

此法仅用于未提供儿童剂量的药物，所得剂量一般偏小，故不常用。

儿童剂量 = 成人剂量 × 儿童体重（kg）/50

（曹姗姗　崔晓岭）

第二节　小儿静脉输液护理及注意事项

小儿静脉输液是临床治疗、急救用药及供给营养的重要途径。但由于小儿血管短、细、不直，且年龄小、哭闹、好动、不配合，缺乏自我保护意识，给护士外周静脉输液的穿刺、固定、维护增加了难度。因此做好小儿静脉输液护理工作非常重要，既能减少患儿反复穿刺的痛苦，减少临床护理工作量，又能节约医疗成本，提高患儿及其家长的满意度。

一、心理护理

对较大患儿进行安抚、夸奖、鼓励，减轻其紧张感与危机感，使之配合；对于婴幼儿，在穿刺中可使用患儿熟悉的手势、词语，在患儿周围放置其喜好的玩具，分散患儿注意力。护理人员在静脉注射前也应避免紧张、烦躁或焦虑等心理问题。

二、输液工具的选择

1. 新生儿和儿童患者应考虑：识别生理特性对及其药物和营养选择的影响；选择合适的输液装置 [如不含邻苯二甲酸二 (2-乙基己基) 酯 (DEHP)]。

2. 选择导管内腔数量最少，对患者创伤最小，外径最小的导管，对于新生儿、儿童患者考虑使用 24G 导管，以使穿刺伤害降至最低；当需要注射较黏稠的液体时，应选用较大号留置针及较粗静脉。

三、输液部位的选择

1. 对于儿童患者，应选用最可能在规定的全程治疗中都保留的静脉位置，考虑手部、前臂及肘窝以下部位的静脉，避免失败率较高的肘前区域。

2. 对于婴幼儿可考虑头皮静脉（包括额上静脉、颞浅静脉、耳后静脉等），如果尚未学会走路，也可用足部静脉。选择头皮静脉时根据需要剃去穿刺部位的毛发，注意不要损伤皮肤。

3. 避免手或手指，或吮吸的拇指/手指。

4. 婴幼儿进行先天性心脏缺陷的治疗过程后，可能会减少锁骨下动脉的血流，应避免使用右臂上的静脉。

5. 避开关节、触诊有疼痛的区域、受损血管（如青紫、渗出、硬化或条索状的血管）、静脉瓣、瘢痕、炎症的位置及计划进行手术的区域。

四、输液前评估

1. 评估患儿年龄、病情、过敏史、静脉治疗方案、药物性质等。

2. 评估穿刺处皮肤、血管情况，在满足治疗的情况下，尽量选择较细、较短的导管。

3. 输液前用生理盐水冲管，保证输液通路无异常，方可输液。

4. 穿刺前需要与家长进行沟通，以取得配合。年幼患儿应指导家长协助固定患儿，以提高穿刺成功率。

5. 穿刺前禁止喂水、喂奶，避免患儿在穿刺和输液过程中因哭闹引起恶心、呕吐，导致窒息。

五、输液中的护理

（一）消毒

1. **消毒剂的选择**　穿刺及维护时应选择合格的皮肤消毒剂，宜选用 2% 葡萄糖酸氯己定酒精溶液（年龄＜ 2 个月的婴儿慎用）、有效碘浓度不低于 0.5% 的碘伏或 2% 碘酊溶液和

75% 酒精。

2. **皮肤消毒**　以穿刺点为中心，螺旋式由内而外进行消毒，顺时针、逆时针方向各一次，待干，范围≥ 8cm，并大于敷料尺寸。

（二）穿刺

1. 绷紧皮肤，以消毒范围的中心为穿刺点，以 15°～30° 进针（头皮静脉以 15°～20° 进针），直刺入血管，进针速度宜慢，见回血后压低角度（5°～10°）再进针 0.2cm。

2. 每名护士用短导管进行外周静脉穿刺时，尝试次数不超过 2 次，限制尝试总次数不超过 4 次。

3. 可以用"看、找、摸"、静脉按摩、负压进针等方法，快速定位穿刺静脉，提高静脉穿刺成功率。

4. 对静脉穿刺困难的婴儿和儿童，考虑使用可以透照外周静脉和动脉的可见光透射仪等可视化设备。

5. 由于患儿好动，不配合，可以使用单手退针法。

（三）固定

1. 单手持膜，无张力放置、塑形、抚压，妥善固定，如皮下脂肪较薄，针座部位可垫无菌小纱布等以防压伤，用胶布加强固定留置针及输液接头（高举平台法）。

2. 关节部位可使用小夹板固定，胶带不要遮盖穿刺点，露出手指 / 足趾，功能位松紧适宜，观察指 / 趾端血供。

3. 不要使用卷绷带进行固定，以免遮盖穿刺点，掩盖并发症的指征和症状，破坏血液循环或输液速度。

4. 辅助固定装置可增加导管固定的牢固度，但不建议常规使用；定期评估并记录，使用时应不影响观察和输液速度，且不会造成血液循环障碍、压力性损伤及神经压迫，一旦情况允许，尽早移除；向患儿及其家长解释物理固定装置的必要性、方法和注意事项，必要时签署知情同意书；定期移除固定装置，并交班记录。

（四）输液时的观察

1.新生儿和儿童每小时评估，如输注刺激性药物需要增加观察频次。观察穿刺部位有无红、肿、热、痛、渗血、渗液或静脉炎等情况；敷料有无松动、污染、卷边等情况，如有异常及时处理。

2.滴速主要依据患儿年龄、病情及药物性质而定，护士巡视时注意观察病情变化及输液速度，防止因体位改变、擅自调节输液器、患儿哭闹等原因导致输液速度改变。

3.观察患儿的病情变化、有无输液反应及用药不良反应等。

六、健 康 教 育

1.注意保护使用留置针侧的肢体，未输液时，尽量避免肢体下垂姿势，以免由于重力作用造成回血堵塞导管。

2.穿刺部位避免过度活动，防压、防水。

3.如敷料卷边或污染及穿刺部位有红、肿、热、痛、渗血、渗液等情况及时告知护士。

4.洗手、洗澡时保护好穿刺部位，若有水渗入，立即告知护士并及时更换敷料。

5.更衣、活动时避免将导管勾出或拔出。

6.告知家长药物的名称、作用、不良反应，输液注意事项，讲解输液相关知识，提高家长对输液知识的了解程度，协助患儿做好自我护理。

7.以讲故事、听音乐等方式转移患儿注意力，使患儿心情愉悦，缓解其不良情绪，提高输液的依从性及舒适度。

（司　辉　谭莎莎　吴　媛）

第 7 章

静脉输液治疗的职业与安全防护

第一节　护士职业暴露处理及报告制度

一、概　　况

护士职业暴露（nursing occupation exposure）是指护士在从事诊疗、护理活动过程中，经常处于感染病患者的血液、体液及排泄物的环境中，接触有害、有毒的物质或病原微生物，有感染某种疾病的危险。在护士职业暴露中，注射器针头、缝针、各种穿刺针、手术刀、剪刀、玻璃等造成的意外伤害比较常见，其中针刺伤发生的概率最高。

孙晓玲研究指出，发生针刺伤职业暴露的护士除了损伤直接引起的皮肤黏膜破损、疼痛、出血外，可能因此感染 HBV、HCV、HIV 和梅毒等更为严重的传染性疾病危害，导致护士的生命健康权受到严重侵害。同时有文献指出，针刺伤职业暴露不仅影响护理人员的安全和健康，而且可降低其提供的医疗服务质量。此外，针刺伤暴露会对护理人员造成心理创伤等一系列负面的影响。有文献指出，发生过职业暴露的医务人员往往会经历巨大的恐惧、焦虑和情绪困扰，甚至会导致职业和行为的改变。

二、处 理 措 施

护士工作期间发生 HBV、HCV、HIV、梅毒等职业暴露后，应立即进行处理，具体措施如下。

（一）局部处理措施

1. 体表接触污染的血液及体液，应迅速脱去被污染的衣物，更换清洁衣物，用肥皂液和流动水清洗污染的皮肤。

2. 如发生黏膜暴露，用生理盐水或流动水反复冲洗黏膜 5～7 分钟。

3. 如有伤口，应当在伤口旁端轻轻挤压，从近心端向远心端挤压伤口，尽可能挤出损伤处的血液，再用肥皂液和流动水进行冲洗，切忌只挤压伤口局部。

4. 受伤部位的伤口冲洗后，应当用消毒液，如 75% 酒精或者 0.5% 碘伏进行消毒，并包扎伤口；被暴露的黏膜，应反复用生理盐水冲洗干净。

（二）报告

1. **电话上报**　给予紧急局部处理后，及时上报护士长及医院感染管理部。

2. **网络上报**　登录医院内部的感染监测系统，进行"职业暴露上报"，并进行血源性传播疾病的检查和随访。

3. **审核报销**　根据医院要求，留好就诊发票到相应部门审核签字报销。

4. **总结分析**　各护理单元做好登记，分析针刺伤发生的原因，制定防范措施，修订相关制度、流程，防范类似事件再次发生。

（三）药物干预措施及随访

定期进行血源性传播疾病的检查和预防。如不慎被 HBV、HCV 阳性患者血液、体液污染的锐器伤后，应在 24 小时内抽血检查 HBV 病毒抗体和 HCV 病毒抗体，必要时抽取患者的血液进行对比，同时注射免疫球蛋白。如果是被梅毒患者污染，注射苄星青霉素每次 240 万 U，分两侧臀部肌内注射，每周 1 次，连续 2～3 周，1 个月内复查。刺伤后 1 个月、3 个月、6 个月进行复查。如被 HIV 阳性患者血液、体液污染的锐器伤后，应在 24 小时内抽血查 HIV 抗体，必要时抽取患者的血液进行对比。受伤后 1 个月、3 个月、6 个月进行复查，同时遵医嘱服药。

（屈利娟　徐文超　毛心艾）

第二节　针刺伤报告制度、应急措施及流程

调查显示，我国护理人员年人均被刺伤率为 2.8～3.5 次，针刺伤可能导致多种经血液传播的疾病，进而影响其以后的生活质量，对本人及其家庭造成一定的负面影响，因此在明确防护的同时，成立针刺伤的报告系统和制度，制订针刺伤的应急预案具有重要作用，以便医护人员在发生针刺意外时，能够得到及时有效的咨询和处理。

一、防　　护

（一）加强个人防护意识

1. 加强教育定期开展知识讲课，提高护士安全意识和自我防护意识。

2. 在容易发生针刺伤的地方，如锐器盒，张贴提示标语，以提高防范意识。

3. 正确使用防护屏障，如手套、防护眼镜等。

（二）培养良好的工作习惯

实施标准预防，规范操作流程，改变危险的工作行为。

（三）完善防护措施

建立针刺伤报告制度，发生针刺伤后立即采取应急措施，及时追踪，定时监测及随访。

二、针刺伤的报告制度

1. 护士对针刺伤危害要正确认识，掌握防护措施，针刺伤后执行护理风险管理职业防护报告制度、报告程序，建档进行风险评估。各科室应加深护士对职业风险管理意识和行为督促教育，并为临床护士提供有效的职业防护措施，提高防护的依从性，提高执行率。

2. 护理系统建立针刺伤报告制度和"血液暴露防治通报网络系统"，护士一旦发生针刺伤后，必须向护士长、护理部上报血液暴露致针刺伤发生情况，从办公自动化（OA）系统上下载填写"临床护理人员锐器伤登记表"，一式两份，一份保存科室，另一份上交护理部。

3. 护理部对针刺伤进行登记，进行感染评估，积极采取阻断感染的措施，并对注射免疫球蛋白及口服药物凭证进行签字确认，以达到对职业暴露、职业安全的控制与管理。

三、应急措施及处理流程（图7-1）

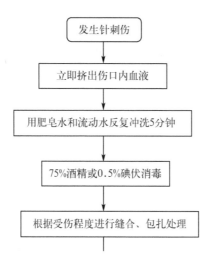

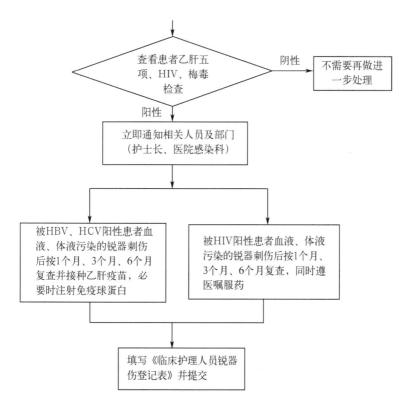

图 7-1　针刺伤应急措施及处理流程

（陈海燕　西　丽　孔　娜）

第8章
静脉治疗不良事件应急预案

第一节 静脉治疗不良事件的
上报制度与流程

静脉输液治疗是利用大气压和液体静压原理将大量无菌液体、电解质、药物由静脉输入体内的方法。在静脉治疗中,常由于各种原因如护士工作量大、患者多及护理人力资源不足等原因,发生不同程度的护理不良事件,影响患者的安全。为了加强静脉治疗安全管理,降低静脉治疗不良事件的发生,现建立和完善静脉治疗不良事件的上报制度与流程,规范静脉治疗不良事件管理,鼓励护理人员主动报告不良事件,及时发现不利因素,保证患者安全。

一、静脉治疗不良事件的定义

静脉治疗不良事件是指外周静脉治疗活动中,任何可能影响患者的诊疗结果、增加患者痛苦和负担并可能引发护理纠纷或医疗事故,以及影响护理工作的正常运行和护理人员人身安全的事件。

二、静脉治疗不良事件的分级

静脉治疗不良事件遵循护理不良事件的分级原则,分为4个等级。

Ⅰ级事件（警告事件）：非预期的死亡，或非疾病自然进展过程中造成的永久性功能丧失。

Ⅱ级事件（不良后果事件）：在疾病医疗过程中因诊疗活动而非疾病本身造成的患者机体与功能的损害。

Ⅲ级事件（未造成后果事件）：虽然发生了错误事实，但未给患者机体与功能造成任何损害，或有轻微后果但无须任何处理可完全康复。

Ⅳ级事件（隐患事件）：由于及时发现错误，未形成事实。

注意事项：Ⅰ、Ⅱ级不良事件要启动预警，填报医疗纠纷预警登记表。

三、静脉治疗不良事件报告的意义

1. 通过报告静脉治疗不良事件，及时发现静脉治疗过程中潜在的不安全因素，可有效避免医疗差错与纠纷，保障患者安全。

2. 静脉治疗不良事件的全面报告，有利于发现静脉治疗护理系统存在的缺陷及不足，提高护理人员的安全输液意识，促进医院及时发现事故隐患，不断提高对安全隐患的识别能力。

3. 静脉治疗不良事件报告后的信息共享，可以使相关人员能从他人的过失中吸取经验教训，避免重蹈覆辙。

四、静脉治疗不良事件报告系统的分类

根据报告系统的主体和适用范围可分为外部报告系统和内部报告系统两类；根据所报告不良事件的种类可分为强制报告系统和自愿报告系统两类。外部报告系统和内部报告系统中都包括强制报告系统和自愿报告系统。

五、静脉治疗不良事件的范围

1. 发热反应。
2. 急性肺水肿。

3. 静脉炎。

4. 空气栓塞。

5. 药物外渗。

6. 多次重复穿刺。

六、静脉治疗不良事件报告流程（图 8-1）

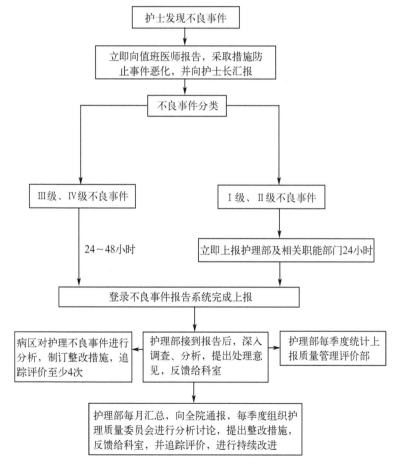

图 8-1　静脉治疗不良事件报告流程

（单信芝　刘晓敏　郦魏魏）

第二节　静脉输液常见不良事件的预防及处理

在临床护理工作中，静脉输液是一种常用的治疗方法，特别是在救治各类脱水、休克、严重感染和各种手术治疗，以及严重创伤、烧伤和抢救等诸多治疗中起着不可替代的作用。然而，由于操作不当或其他原因而引发的静脉输液不良事件也不乏少见，给患者带来危害和隐患，威胁患者安全甚至危及生命，必须引起护理人员的高度重视。制定静脉输液常见不良事件预防和处理流程可以为护理人员提供工作参考依据，规范护士静脉输液行为规范，保障患者输液安全。

一、发热反应

发热反应是输液反应中最常见的并发症。

（一）原因

常因输入致热物质而引起。

1. 输液瓶清洁灭菌不完善或被污染。

2. 输入的药液或药物制品不纯、消毒保存不良。

3. 输液器消毒不严或被污染。

4. 输液过程中未能严格执行无菌技术操作。

5. 环境空气的污染。

6. 输液速度过快。

（二）临床表现

发热反应多发生于输液后数分钟至 1 小时，表现为寒战、发热。轻者发热常在 38℃左右，于停止输液数小时内体温恢复正常；严重者初起寒战，继之高热达 40℃以上，并有头痛、恶心、呕吐、脉速等症状。

（三）预防及处理

1.输液前严格检查药液质量、输液用具的包装及灭菌有效期。

2.改进安瓿的割锯与消毒，采用安瓿锯痕后用棉签消毒一次后再折断。

3.避免加药时使用大针头及多次穿刺瓶塞；液体中需加多种药物时，插入瓶塞固定使用一个针头，抽吸药液时用另一个针头，减少瓶塞微粒污染。加药注射器严格执行一人一具。

4.输液过程严格执行无菌操作，妥善固定避免反复穿刺。输液中经常巡视观察，避免输液速度过快而发生热源反应。

5.合理用药，注意药物配伍禁忌，药液现配现用。

6.一旦出现发热反应，立即减慢滴速或停止输液。

7.通知医师，遵医嘱给予抗过敏药物或激素治疗，观察患者生命体征。

8.对症处理，寒战患者给予保暖，高热患者给予物理降温。

9.保留剩余溶液和输液器，必要时送检验室做细菌培养，查找发热反应的原因。

二、急性肺水肿

（一）原因

1.输液速度过快，短时间内输入大量液体，使循环血容量急剧增加，心脏负荷过重引起。

2.患者原有心、肺功能不良，如急性左心功能不全。

3.老年人代谢缓慢，机体调节功能差。

（二）临床表现

患者突然感到胸闷、咳嗽、面色苍白、呼吸急促、出冷汗、心前区有压迫感，咳泡沫样血性痰，严重者口鼻涌出大量泡沫样血性液体，听诊肺部出现大量湿啰音。

（三）预防及处理

1. 根据患者病情及年龄特点控制输液速度，对于老年人、儿童和心肺疾病患者输液速度不宜过快，输液量不宜过多。

2. 经常巡视输液患者，避免体位或肢体改变而加快或减慢滴速。

3. 如果发现急性肺水肿，应立即停止输液，迅速通知医师。在病情允许的情况下让患者取端坐位，两腿下垂，以减轻心脏负担。必要时进行四肢轮流扎止血带或血压计袖带，可有效减少静脉回心血量。

4. 给予高流量氧气吸入（氧流量 6 ～ 8L/min），以提高肺泡内氧分压，减轻缺氧症状，在湿化瓶内加入 30% ～ 50% 酒精溶液湿化吸入氧，以减低肺泡内泡沫的表面张力，使泡沫破裂消散，改善肺部的气体交换。

5. 遵医嘱给予强心、利尿、平喘和扩血管药物及镇静药。

6. 安慰患者，解除患者的紧张情绪。

三、静　脉　炎

（一）原因

1. 长期输入浓度较高、刺激性较强的药物，引起局部静脉壁发生化学炎症反应。

2. 输入药液过酸或过碱，干扰血管内膜的正常代谢功能而发生化学炎症反应。

3. 在输液过程中不严格遵循无菌操作原则而引起局部静脉感染。

（二）临床表现

沿静脉走向出现条索状红线，局部组织发红、肿胀、灼热、疼痛，有时伴有发热等全身症状。

参照中华护理学会静脉治疗护理专业委员会制定的静脉炎的诊断和分级标准，根据严重程度分为 1 ～ 5 级。

1 级：无临床症状。

2 级：输液部位发红，伴有或不伴有疼痛。

3 级：输液部位疼痛，伴有发红和（或）水肿。

4 级：输液部位局部疼痛，伴有发红和（或）水肿，有条索状物形成，可触及条索状静脉。

5 级：输液部位疼痛伴有发红和（或）水肿，条索状物形成，可摸到条索状静脉，长度＞ 2.45cm，有脓性分泌物渗出。

（三）预防及处理

1. 严格执行无菌操作，严格控制药物浓度，对血管刺激性强的药物，应充分稀释后应用，并避免药物漏至血管外。还要有计划地更换注射部位，以保护静脉。

2. 在输液过程中严格控制输液速度，严格无菌操作，严防输液微粒进入血管。

3. 严格掌握药物配伍禁忌，每瓶药液联合用药，以不超过 2 ～ 3 种为宜。

4. 严禁在瘫痪肢体行静脉穿刺和补液，避免选择下肢静脉置留置针。如病情需要下肢静脉穿刺时，输液时抬高下肢 20° ～ 30°。

5. 营养不良、免疫力低下的患者，应加强营养，增强机体对血管壁创伤的修复能力和对局部炎症抗炎能力。

6. 加强留置针留置期间的观察与护理。

7. 出现静脉炎后，应将患肢抬高并制动，局部用 50% 硫酸镁或 95% 酒精行湿热敷。

8. 超短波物理疗法。

9. 合并全身感染症状，根据医嘱给予抗生素治疗。

四、空气栓塞

（一）原因

空气进入静脉后首先到达右心房，然后进入右心室。如空气量较少，则被右心室压入肺动脉并分散到肺小动脉内，最后到毛细血管，因而损害较小。如空气量大，则空气在右心室内阻塞肺动脉的入口，使血液不能进入肺内，引起严重缺氧，患者可能会立即死亡。

（二）临床表现

患者突发胸闷、胸骨后疼痛、眩晕、濒死感，随即出现呼吸困难和严重发绀，听诊心前区可闻及响亮的、持续的水泡音。

（三）预防及处理

1.输液前注意检查输液器各部件连接是否紧密，有无松动。输液导管内空气要绝对排尽。及时更换输液瓶，加压输液、输血时应有专人守护。

2.发生空气栓塞，立即置患者于左侧头低足高卧位。此体位在吸气时可增加胸内压力，减少空气进入静脉，同时使肺动脉的位置处于右心室的下部，气泡则向上漂移到右心室，避开了肺动脉入口。由于心脏舒缩，空气被振荡成泡沫，可分次小量进入肺动脉内，最后逐渐被吸收。

3.给予高流量氧气吸入，以提高患者的血氧浓度，纠正严重缺氧状态；同时严密观察患者的病情变化，有异常及时对症处理。

五、药物外渗

（一）原因

1.**药物因素**　主要与药物酸碱度、渗透压、药物浓度、药物本身的毒性作用及 I 型变态反应有关。

2.**物理因素**　包括环境温度，溶液中不溶性微粒的危害，液体输液量、温度、速度、时间、压力和静脉管径及舒缩状态是否相符，针头对血管的刺激、拔针对血管壁的损害。

3. 血管因素　主要指输液局部血管的舒缩状态、营养状态。如有休克时组织有效循环灌注不足，血管通透性增加，而滴入刺激性药物后，静脉壁的营养血管发生痉挛，静脉壁可因缺血缺氧而通透性进一步增加致药液渗漏。

4. 感染因素和静脉炎　微生物侵袭引起的静脉炎及物理、化学因素引起的静脉炎都可以使血管通透性增高。由于穿刺不当，致穿破血管，而使药液漏出血管外；患者躁动，针头固定不牢，致药液外渗；在实际工作中，有时针头穿刺很成功，但由于患者长时间休克，组织缺血缺氧致毛细血管通透性增高，特别是在肢端末梢循环不良部位如手背、足背、内踝处药液外渗发生率高。血管弹性差、穿刺不顺利、血管过小，或在注射过程中药液推注过快都是药物外渗的因素。

（二）临床表现

主要表现为注射部位出现局部肿胀疼痛，皮肤温度低。根据外渗药物的性质不同出现不同症状，血管收缩药如去甲肾上腺素等可引起毛细血管平滑肌收缩，导致药液不能向近心端流入而逆流至毛细血管，从而引起毛细血管床强烈收缩，局部表现为肿胀、苍白、缺血缺氧；高渗药液外渗如甘露醇等可使细胞膜内外渗透压失去平衡，细胞外渗透压高将细胞内水分吸出，使细胞严重脱水而死亡；抗肿瘤药物外渗，导致局部疼痛，肿胀等；阳离子溶液（如氯化钙）外渗，对局部有强烈的刺激性，产生剧痛。

（三）预防及处理

1. 在光线充足的环境下，认真选择有弹性的血管进行穿刺。

2. 选择合适的输液工具。不得使用钢针输注刺激性药物，最好选用 PICC 或 CVC，如使用留置针输注，用后及时拔除。慎重选择穿刺部位，除上腔静脉综合征外，其他患者不得在下肢输注刺激性药物。

3. 熟练掌握穿刺技术，穿刺成功后妥善固定，加强巡视。

4. 确保针头在血管内，妥善固定针头，避免在关节活动处进针。

5. 推注药液不宜过快，一旦发现推注阻力增加，应检查穿刺局部有无肿胀，如发生有药液外渗，应停止输液，拔针后局部按压，另选血管穿刺。

6. 根据渗出药液的性质分别进行处理

（1）化疗药物：立即停止给药，保留静脉通路（要更换输液器）。立即用 0.9% 氯化钠 10 ～ 20ml 快速沿原静脉滴入，以稀释局部药液浓度。拔针并按压针眼 2 ～ 5 分钟。根据药物特点进行局部封闭或注射解毒剂，封闭后冰袋冷敷 15 ～ 30 分钟，3 天内每天 4 次，并抬高患肢，以便收缩血管、减少药物吸收、缓解疼痛。

（2）血管收缩药外渗：可采用酚妥拉明 5 ～ 10mg 溶于5ml 生理盐水中做局部浸润，以扩张血管，更换输液部位，给予山莨菪碱溶液或酚妥拉明局部热敷。

（3）钙剂：1% 普鲁卡因 2ml＋生理盐水 2 ～ 5ml 或 1% 普鲁卡因 2ml＋地塞米松 5mg＋生理盐水 2 ～ 5ml 局部封闭，封闭后可用中药制剂如意金黄散等外敷。

（4）20% 甘露醇：可采用 50% 硫酸镁湿敷或如意金黄散外敷，也可采用山莨菪碱湿敷，配合酚妥拉明做局部封闭效果也较好。

（5）脂肪乳：可采用中药制剂如意金黄散外敷，也可将透明质酸 150 ～ 300μm 加入 0.25% 的普鲁卡因注射液 10 ～ 15ml中，做局部封闭以促进弥散、吸收。透明质酸酶为能水解透明质酸的酶，可促使皮下输液或局部积贮的渗出液或血液加快扩散而利于吸收。

7. 如上述处理无效，组织已发生坏死，则应将坏死组织广泛切除，以免增加感染机会。

六、多次重复穿刺

（一）原因

1. *操作者原因* 操作者心理紧张、技术不熟练，表现为进针角度不准确，将血管壁刺破针头刺入深度不合适，针头斜面未全部进入血管；针头穿透对侧血管壁穿刺后固定不当，针头从血管内脱出。

2. *患者本身原因* 患者不配合，操作时躁动不安，血管条件差，如血管细、弹性差、血管充盈度欠佳等。

（二）临床表现

针头未穿入静脉，无回血，推注药物有阻力，或针头斜面一半在血管内，另一半在管腔外，药液溢出至皮下，局部疼痛及肿胀。

（三）预防及处理

1. 穿刺者要有良好的心理素质和娴熟的穿刺技术，熟悉静脉的解剖位置，提高穿刺技术。

2. 选择易暴露、走行直、弹性好、清晰易固定的浅表静脉进行穿刺。

3. 根据患者血管情况和药液性质、输液速度的要求选择合适型号的针头进行穿刺。

4. 避免盲目进针，进针前用止血带在注射部位上方绷扎，血管充盈后再采用直刺法进针，减少血管滑动，提高穿刺成功率。

5. 轮换穿刺静脉，有计划地保护血管，延长血管使用寿命。

6.出现血管破损后，立即拔针局部按压止血，切勿反复进针，同时按压止血。

7.对于血管条件差的患者应先对症处理，改善血管条件后再行穿刺。避免盲目进针，减少失败发生率。

（韩　舒　刘　敏　康　梅　王秀红）

参 考 文 献

陈建军 . 2018. 婴幼儿护理操作指南 [M]. 北京：人民卫生出版社：38-45.

陈开珠，谢丽琴，郑素珠 . 2015. 静脉输液护理不良事件的原因分析及对策 [J]. 当代护士，3: 180-182.

陈晓君，陈瑞珍，张小红 . 2010. 马铃薯外敷治疗甘露醇外渗所致静脉炎的疗效观察 [J]. 齐齐哈尔医学院学报，31: 1037-1038.

程黎 . 2016. 静脉留置针并发症发生的相关因素及预防对策研究 [J]. 全科护理，14(32): 3365-3368.

崔焱 . 2017. 儿科护理学 [M].6 版 . 北京：人民卫生出版社：152-154.

董真源 . 2019. 提高小儿静脉留置针一次穿刺成功率方法的研究进展 [J]. 全科护理，17(16): 1956-1958.

高玉芳，魏丽丽，修红，等 . 2017. 临床实用护理技术及常见并发症处理 [M]. 2 版 . 北京：科学出版社 .

高玉芳，魏丽丽，修红，等 . 2019. 临床实用护理与安全技术及常见并发症处理 [M]. 北京：科学出版社 .

高玉芳，魏丽丽，修红 . 2016. 临床实用护理技术及常见并发症处理 [M]. 北京：科学出版社 .

顾秀丽 . 2019. 中长导管静脉输液置管的相关并发症及其护理研究 [J]. 实用临床护理学电子杂志，4(26): 81.

胡明明，沈小芳，顾平 . 2015. 国外中等长度导管的应用研究及启示 [J]. 护理学报，22(12): 33-35.

胡艳杰，罗艳丽，谭其玲，等 .2017. 某三级甲等医院《静脉治疗护理技术规范》践行现状分析 [J]. 华西医学，32(10): 91-94.

李春燕 . 2017. 美国 INS2016 版《输液治疗实践标准》要点解读 [J]. 中国护理管理，17(2): 150-153.

李小寒，尚少梅 . 2014. 静脉输液与输血 [M]. 北京：人民卫生出版社 .

梁梅菊，张兰兰，王苏玲 . 2019. 护士合理选择静脉输液工具的现状及影响因素分析 [J]. 齐鲁护理杂志，25(23): 109-111.

刘丽娜 . 2013.甘露醇所致静脉炎应用天仙子湿敷的护理探讨 [J] .吉林医学，34(17): 3491-3492.

龙亚香，江月英，刘玉华 . 2017. 基础护理技术 [M]. 武汉：华中科技大学出版社 .

漆素霞 . 2016. 静脉留置针的护理体会 [J]. 医药前沿 , 6(17): 230-231.

任仲杰 . 2006. 美国的医疗差错和不良事件上报系统 [J]. 中华医院管理杂志 , 22(6): 425-427.

宋洁 , 张小红 . 2013. 产后子宫按摩对产妇泌乳和预防子宫产后出血效果观察 [J]. 现代中西医结合杂志 , 22(11): 1232-1233.

孙红 , 陈利芬 , 郭彩霞 , 等 . 2019. 临床静脉导管维护操作专家共识 [J]. 中华护理杂志 , 54(09): 1334-1342.

孙平秀 . 2013. 中西医结合护理干预对剖宫产产妇乳汁分泌的影响 [J]. 护理实践与研究 , 10(13): 39-40.

孙晓玲 . 2015. 山东省某三级综合医院医务人员锐器伤发生现状与防护对策研究 [D]. 济南 : 山东大学 .

王冬芮 , 林梅 , 王静 . 2019. 中等长度导管在成人静脉治疗中的应用现状 [J]. 天津护理 , 27(1): 122-125.

王亚琳 . 2018. 中长导管静脉置管在急诊临床的应用现状和展望 [J]. 大医生 , 3(06): 138-139.

王英 .2009. 静脉输液的护理体会 [J]. 中国伤残医学 , 17(4): 128.

吴著球 . 2016. 临床输血不良反应情况分析及对策 [J]. 中国继续医学教育 , 8(7): 2729.

薛圣萍 , 汪琼 , 程喜荣 . 2019. 126 例静脉留置中长导管患者的应用分析 [J]. 当代护士 , 26(22): 141-142.

殷春健 . 2016. 静脉输液药物外渗的预防及处理讨论 [J]. 中国医药指南 , 14(25); 139-140.

喻婷 , 刘文文 . 2019. 1 例改良型中长导管堵管再通的护理 [J]. 中西医结合护理 , 5(8): 184-186.

袁玲 , 陈湘玉 , 王守慧 . 2008. 肿瘤内科护理手册 [M]. 南京 : 江苏科学技术出版社 .

张德雪 , 李小林 , 马玉君 . 2018. 集束化干预策略在降低肿瘤患者中长导管相关并发症的研究 [J]. 临床医药文献杂志 , 5(90): 118-119.

张娜 , 王瑞雪 . 2011. 化疗药物外渗致皮肤损伤的护理研究进展 [J]. 中华损伤与修复杂志 (电子版), 6(5): 829-834.

中国研究型医院学会护理分会 . 2019. 静脉中等长度导管临床应用专家共识 [J]. 2019, 12:1-2.

中华护理学会静脉输液治疗专业委员会 . 2019. 临床静脉导管维护操作专

家共识 [J]. 中华护理杂志 , 54(9): 1334-1342.

中华人民共和国国家卫生和计划生育委员会 . 2014. 静脉治疗护理技术操作规范 [J]. 中国护理管理 , 14(1): 1-4.

Adams DZ, Little A, Vinsant C, et al. 2016. The Mid-line Catheter: A Clinical Review[J]. The Journal of Emergency Medicine, 51(3): 252-258.

Agnihotri V. 2014. Economic impact of an intravenous team in reducing central line associated bloodstream infections[J]. Dissertations & Theses - Grad works.

American Nephrology Nurses? Association[position statement]. Vascular access for hemodialysis. https: // www. annanurse. org/ sites / default/files/ download/reference/ health/ position/vasc Access. pdf. Revised October 2013.

Chopra V, Flanders SA, Saint S, et al. 2015. The Michigan Appropriateness Guide for Intravenous Catheters (MAGIC): Results From a Multispecialty Panel Using the RAN D/UCLA Appropriateness Method[J]. ANN INTERN MED, 163(6 Suppl): S1-S40.

de Vries René, Haas Fred. 2020. English Translation of the Dutch Blood Transfusion Guideline 2011[J]. Clinical Chemistry, (8): 8.

Deutsch G B, Sathyanarayana S A, Singh N, et al. 2014. Ultrasound-guided placement of mid-line catheters in the surgical intensive care unit: a cost-effective proposal for timely central line removal[J]. J Surg Res, 191(1): 1-5.

Dumont, Cheryl, Getz, Ozlem et al. 2014. Evaluation of midline vascular access: A descriptive study[J]. Nursing, 44.

Hagle ME, Mike 11M. 2014. Peripheral venous access. In: Weinstein SM, Hagle ME, eds. Plumer's Principles and Practice of Infnsion Therapy. 9thed. Philadelphia, PA: Wolters Kluwer/Lippincott Williams Wilkins: 303-334.

Hany Abdel Gawwad Soliman, Marie Beausejour, Julie Joncas, et al. 2019. Predicting lowest hemoglobin level and risk of blood transfusion in spinal fusion surgery for adolescent idiopathic scoliosis[J]. European Spine Journal. 28(6): 1342-1348.

Harrold K, Martin A, Scarlett C. 2016. Proactive PICC placement evaluating the patient experience[J]. Br J Nurs, 25(8): S4-S14.

Infusion Nurses Society. 2006. Infusion Nursing Standards of Practice [J]. J Infus Nurs, 29(1Suppl): S1-S2.

Magnani C, Calvieri A, Giannarelli D, et al. 2018. Peripherally inserted central catheter, mid-line, and "short" mid-line in palliative care: Patient-reported outcome measures to assess impact on quality of care[J]. JVasc Access, 2018: 1837872511.

Moureau N, Chopra V. 2016. Indications for peripheral, mid-line and central catheters: summary of the MAGIC recommendations[J]. British Journal of Nursing, 25(8): S15-S24.

Mushtaq A, Navalkele B, Kaur M, et al. 2018. Comparison of complications in mid-lines vers us central venous catheters: Are mid-lines safer than central venous lines[J]. AM J INFECT CONTROL, 46(7): 788-792.

Nancy Moureau RN, Vineet Chopra MD. 2016. Indications for peripheral, midline and central catheters: summary of the Michigan Appropriateness Guide for Intravenous Catheters Recommendations, Journal of the Association for Vascular Access, 25(3): 140-148.

Naomi P O'Grady, Mary Alexander, E Patchen Dellinger, et al. 2003. Guidelines for the Prevention of Intravascular Catheter-Related Infections[J]. Nutrition in Clinical Practice Official Publication of the American Society for Parenteral & Enteral Nutrition, 23(12): 759-769.

Sharp R, Esterman A, Mccutcheon H, et al. 2014. The safety and efficacy of mid-lines compared to peripherally inserted central catheters for adult cystic fibrosis patients: a retrospective, observational study[J]. Int J Nurs Stud, 51(5): 694-702.

Smith SF, DuellDJ, Martin BC. 2012. Hemodialysis(renal replacement therapy). In: Smith SF. Clinical Nursing Skills: Basic to Advanced Skills. 8thed. New York, NY: Pearson: 804-809.

The 2016 Infusion Therapy Standards of Practice[J]. Home Healthcare Now, 2017, 35(1): E1-E2. DOI: 10. 1097/NHH. 0000000000000504.

附录

临床静脉导管维护操作专家共识

（中华护理学会静脉输液治疗专业委员会）

一、冲管与封管

（一）护理评估

在使用／维护导管之前，进行认真、全面的护理评估，包括患者全身及穿刺局部状况、导管功能、治疗方案等，以保证患者导管留置期间的治疗需求及安全。

1. 整体评估

（1）评估患者身体状况：患者一般人口学资料、疾病种类、严重程度、意识、出凝血功能、自我护理能力等。

（2）评估患者导管情况：导管留置时间、维护间隔，穿刺局部是否存在静脉炎、堵管、导管相关性血栓等并发症或并发症史。

（3）评估患者的治疗方案：是否实施输液、输血治疗；输注药物的种类、性质、用药剂量、用药频率、输注方式等，输血的种类、量、频率等。

2. 局部评估

（1）评估导管穿刺血管局部情况：评估穿刺局部皮肤完整性，上肢有无红、肿、热、痛等炎症表现，臂围有无变化，以判断是否存在感染、血栓、外渗／渗出等并发症。

（2）评估导管功能：评估导管管腔内有无血液残留；评估导管是否存在脱出、移位、打折、折断等情况；经 PVC 输注药物前宜通过输入生理盐水确定导管在静脉内。

（二）时机与目的

1.间断输液及每次输液（输血）前及治疗结束封管后，应回抽并冲洗导管，以评估导管功能，并将附着在管腔内的药液、血液冲入体内，降低堵管风险；采用正压封管方式进行封管。以减少血液反流入管腔，降低堵管、导管相关性血流感染等风险。

2.输液（输血）治疗过程中，输注黏稠、高渗、中药制剂、抗生素等对血管刺激较大的液体后，宜进行冲管；连续输注的药液不相容时，应在两种药物输注之间进行冲管，以免产生沉淀堵塞导管。

（三）溶液与浓度

1.应使用不含防腐剂的生理盐水进行冲封管。不应使用无菌注射用水冲洗导管。

2.冲管液宜使用一次性单剂量的生理盐水；特殊情况下使用袋装生理盐水时，应保证有效消毒，并使用一次性注射器抽取溶液，防止交叉感染，严格执行一人一用一弃。

3.输注药物与生理盐水不相容时，应先使用5%葡萄糖注射液冲洗，再使用生理盐水。

4.外周静脉导管：宜使用生理盐水封管。尤其是对于凝血功能异常、血液系统疾病及肝功能异常的患者。

（四）工具与操作

1.一般选择10ml注射器或10ml管径的预充式导管冲洗器，一次性预充式导管冲洗器可减少导管相关感染和回血率，但不应使用其稀释药物。

2.应采用脉冲式冲管，即"推—停—推"方法冲洗导管。

3.采取正压封管方法，防止导管内血液反流。

（五）量与频次

1. 导管冲管液量应以冲净导管及附加装置腔内药物为目的，原则上应为导管及附加装置内腔容积总和的 2 倍以上。

2. 封管液量应为导管及附加装置管腔容积的 1.2 倍。

3. 暂不使用的外周静脉导管，应间隔 24 小时冲封管 1 次。

（六）抗菌性封管液

1. 当出现导管相关性血流感染时，可使用抗生素封管液，不宜常规预防使用。

2. 联合使用抗生素可延长导管留置时间，减少封管液更换次数。

二、敷料更换与导管固定

（一）评估

1. 评估患者病情、局部情况和过敏史。

2. 评估患者自我管理导管的能力和向医护人员报告穿刺处异常的意愿。

3. 每日评估敷料／固定装置的完整性，患者的皮肤情况、舒适度及皮肤损伤的潜在风险。

（二）更换指征／时机

1. 应根据敷料的种类确定敷料及固定装置更换的频率。纱布敷料至少每 2 天更换 1 次，透明敷料至少每 5 ～ 7 天更换 1 次。若穿刺部位发生渗液、渗血及敷料出现卷边、松动、潮湿、污染、完整性受损时应及时更换。

2. 辅助外固定装置一人一用一更换。

（三）皮肤消毒

1. 选用浓度＞ 0.5% 的葡萄糖酸氯己定酒精溶液（年龄＜ 2 个月应慎用）、有效碘浓度不低于 0.5% 的聚维酮碘溶液或 2% 的碘酊溶液和 75% 酒精溶液，以穿刺点为中心擦拭消毒皮肤，并自然待干。

2. 对于皮肤完整性受损的患者，先用无菌生理盐水清洗，再用 0.5% 的聚维酮碘溶液消毒，自然干燥。

3. 皮肤消毒面积应大于敷料面积。

（四）敷料选择

1. 应使用无菌纱布或无菌透明敷料覆盖穿刺点，注明敷料的使用日期或更换日期。

2. 患者出汗较多、穿刺点出血或渗液时可用纱布覆盖，待出汗、出血和（或）渗液问题解决后再使用其他类型敷料。

3. 对粘胶过敏、皮肤病变及皮肤完整性受损的患者，可选用纱布敷料，必要时可选择水胶体等治疗性敷料。

（五）固定方法

1. 导管固定应不影响观察穿刺点和输液速度，且不会造成血液循环障碍、压力性损伤及神经压迫，并应遵循产品使用说明。

2. 敷料或固定装置应与皮肤紧密贴合。透明敷料采用以穿刺点为中心无张力放置、塑形、抚压的方法固定。

3. 外周静脉导管使用透明敷料固定。

4. 皮肤病变、过敏或禁忌使用医用胶粘剂的患者，可使用纱布敷料保护穿刺点，用管状纱网固定导管。

（六）穿刺部位保护

1. 必要时可使用辅助固定装置（部位保护用具或物理固定装置）来增加导管固定的牢固度。但不建议常规使用。

2. 应明确辅助固定装置的使用指征，定期评估并记录，使用时应不影响观察和输液速度，且不会造成血液循环障碍、压力性损伤及神经压迫，一旦情况允许，尽早移除。

3. 向患者及其家属解释物理固定装置的必要性、方法和注意事项，必要时签署知情同意书。

4. 应对携带静脉导管的患者做好健康教育。

三、输 液 接 头

（一）种类

输液接头包括无针接头、肝素帽和三通接头。无针接头按内部机制可分为分隔膜接头和机械阀接头；按其功能可分为正压接头、恒压接头和负压接头。另外还有新型抗菌涂层接头，如带有纳米银涂层的无针接头。

（二）应用

1. 应以螺口设计保证血管通路装置与输液接头紧密连接。

2. 外周静脉导管末端宜使用无针接头。

3. 宜选择结构简单、外观透明的无针接头连接导管。

4. 导管相关性血流感染高危患者可使用新型抗菌涂层接头。

5. 加压输注液体时（3 ~ 5ml/s），应评估输液接头能承受的压力范围（参照产品说明书）。

6. 应根据输液接头功能类型决定冲管、夹闭及断开注射器的顺序（参照产品说明书）。

7. 需要快速输液时，不宜使用无针接头，因其会降低输注速度（包括晶体溶液及红细胞悬浮液等）。

8. 为降低感染风险，应减少三通接头的使用。

9. 可用预连接无针接头的三通接头或用带无针输液接头的多通路连接管，代替三通接头。

（三）消毒

1. 合适的消毒剂包括75%酒精溶液、浓度 > 0.5%的葡萄糖酸氯己定酒精溶液、有效碘浓度不低于0.5%的聚维酮碘溶液。

2. 每次连接前应用机械法用力擦拭消毒输液接头的横截面

和外围。

（1）无针接头应选用消毒棉片多方位用力擦拭 5 ～ 15 秒并待干，消毒和待干时间根据无针接头的设计和消毒剂的性质决定（可参照产品说明书）。

（2）抗菌性的无针接头应同样采用机械法用力擦拭。

3. 使用含有酒精或异丙醇的消毒帽可以降低导管相关性血流感染的风险，消毒帽应一次性使用。

（四）更换

1. 外周静脉留置针附加的肝素帽或无针接头宜随静脉留置针一同更换。

2. 更换无针输液接头的频率不应过于频繁，一般 5 ～ 7 天更换一次（具体产品应参照产品说明书）。

3. 以下情况应立即更换输液接头：输液接头内有血液残留或有残留物；完整性受损或被取下；在血管通路装置血液培养取样之前；明确被污染时。

4. 三通接头应与输液装置一起更换。

四、静脉导管拔除

（一）拔除的时机

1. 临床治疗不需要使用静脉导管时，应及时拔除。

2. 不宜仅以留置时间长短作为静脉导管拔除依据。

3. 外周静脉导管出现并发症时应拔除。

（二）拔除人员的资质

外周静脉导管应由具有执业资质的医护人员拔除。

五、教育培训

护理人员应在维护导管的同时对使用留置静脉导管的患者及其家属进行健康教育，交代留置导管期间的注意事项、相关护理措施及存在的风险等。提高患者的依从性。

（一）健康教育

1. 健康教育对象包括患者及其家属或照护者。

2. 为留置导管的患者提供持续的健康教育。

3. 根据患者年龄、病情、治疗方案、导管类型、文化程度、经济水平等情况给予个性化健康教育。

4. 采用多种途径（如口头解释、示教和回复、书面说明、视频包括网络平台）传播和提供静脉导管的健康教育内容，方便患者及其家属或照护者获取健康教育知识。

5. 为留置导管患者提供导管维护的相关知识。具体内容包括但不限于：静脉导管应定期进行维护；观察穿刺点有无渗血、渗液等异常情况，周围皮肤有无发红、肿胀、疼痛、有无分泌物；观察全身不适状况，有无发热等不适；观察导管外露长度的变化，以及是否有打折、破损；观察贴膜有无出现潮湿、脱落、卷边情况；置管侧手臂可以进行适宜运动，如握拳、松拳，避免做肩关节大幅度甩手或向上伸展的动作，不应提举重物；沐浴时避免置管部位潮湿。可以使用防水套或保护膜包裹；穿脱衣服时应注意保护导管，防止脱出，衣服的袖口不宜过紧。

6. 对患者及其家属或照护者进行阶段性健康教育效果的评估。

（二）维护人员的培训

1. 导管维护人员应经过专业理论知识与技能培。具体内容包括但不限于：导管装置的评估、护理；敷料的更换与导管的固定；冲管和封管；附加装置的更换与消毒；穿刺部位的保护；感染的预防与控制；导管拔除；患者健康教育；护理记录。

2. 导管维护人员应具备识别导管相关并发症的症状和体征的能力。

六、感染预防与控制

（一）管理要求

1. 建立健全规章制度、工作规范和操作标准，明确职责。

2. 操作人员须经过专业培训且考核合格，熟练掌握管路置入、维护和导管相关性血流感染的预防与控制。

3. 有条件的医疗机构应建立静脉置管及管路维护的专业静疗团队。

4. 操作环境清洁、宽敞、明亮；落实物品表面、空气消毒规范。

5. 最大程度建立操作环境的无菌区域。

6. 医疗机构及相关部门应逐步开展导管相关性血流感染的目标性监测。

7. 医护人员根据监测结果采取感染预防与质量改进措施。

（二）手卫生

1. 设施种类、数量、安放位置及手消毒剂应符合规范要求。

2. 在管路置入、使用与维护操作前后，须执行手卫生。

3. 存在血液或其他体液等肉眼可见污染时，应使用肥皂（皂液）和流动水洗手；无肉眼可见污染时，宜使用速干手消毒剂代替洗手。

4. 高度怀疑或已证实有暴露于潜在产芽孢的病原体，怀疑或证明接触炭疽杆菌时，首选肥皂和流动水洗手。

5. 肥皂和速干手消毒剂不应同时使用。

（三）预防与控制

1. 执行无菌技术操作，需遵守最大限度的无菌屏障原则。

2. 妥善固定管路，避免因敷料及导管松动或移位而引发的导管相关性血流感染。

3. 紧急状态下置管，若不能保证有效的无菌原则，导管应在48小时内尽快拔除。

4.定期进行管路维护，当敷料潮湿、松动、渗血、渗液或污染明显时，应立即更换。

5.保持管路连接端口清洁，在输血和输入血制品4小时或停止输液后，应及时更换输液管路，输注特殊药物时应根据产品说明书要求更换（如丙泊酚、脂肪乳等）。

6.护理感染高风险患者应采取预防措施，必要时可考虑使用抗菌封管液，需在医师指导下完成。

7.每日进行感染风险与预防措施效果评估。

8.对疑似导管相关性血流感染患者。在使用抗菌药物治疗前，从导管和外周静脉中抽取成对的血样进行培养，根据结果采取治疗措施及确定导管是否拔除。

9.无针输液接头内腔存在微生物污染风险，需执行预防感染操作。

10.患者及其家属应接受并落实预防导管相关性血流感染的宣教与指导。